Dr. Jörg Zittlau

Rotbuschtee
für Gesundheit und Schönheit

Mit den heilenden Inhaltsstoffen des Rotbusch- oder Rooibostees Krankheiten vorbeugen, wirksam behandeln und sich rundum wohl fühlen

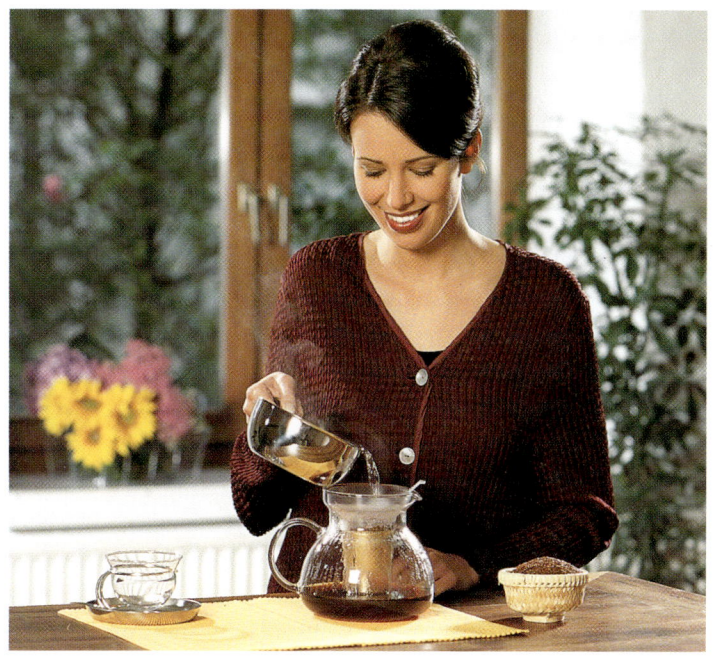

LUDWIG

Inhalt

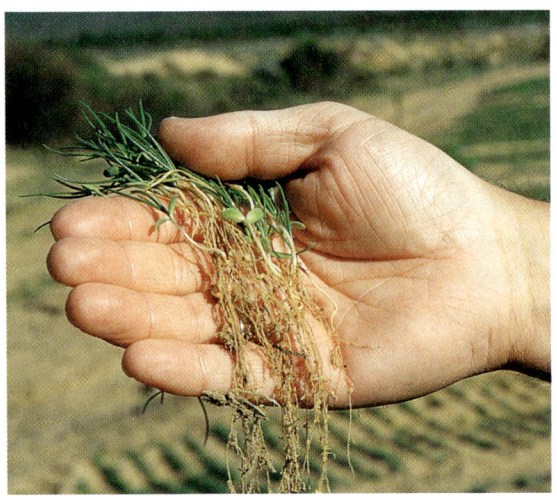

Eineinhalb Jahre nach dem Auspflanzen ist der Rotbusch erntereif.

Das südafrikanische Nationalgetränk wird auch bei uns immer beliebter.

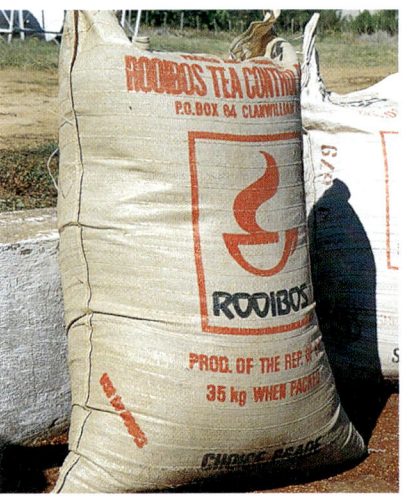

Rotbuschtee ist heilsam bei vielen Erkrankungen.

Mit Rotbuschtee lassen sich phantasievolle Getränke mixen.

Der gesunde Rote

In Deutschland ist Rotbuschtee meist unter seinem afrikanischen Namen »Rooibos« im Handel. Das ist Afrikaans und bedeutet roter Busch.

Knapp ein Jahrhundert ist es her, dass ein russischer Kaufmann in den Cedarbergen etwa 100 Kilometer nördlich von Kapstadt die dortigen Ureinwohner dabei beobachtete, wie sie sich aus den nadelartigen Blättern und Ästen eines Strauchs, der so unscheinbar wirkte wie eine Zwergkiefer, einen Tee zubereiteten. Die ungewöhnlich gesund und jugendlich wirkenden Männer und Frauen ließen den Kaufmann kosten, und er war – obwohl ihm als Abkömmling einer alten Teehändlerfamilie die feinsten Teesorten bekannt waren – ob des fruchtigen Geschmacks derart begeistert, dass er ihn auf den Markt brachte. Der Rotbuschtee war entdeckt.

In Südafrika wurde er daraufhin zum Alltagsgetränk, in anderen Ländern wie etwa Deutschland konnte er sich hingegen nicht durchsetzen. Dafür gibt es mehrere Gründe, zu denen sicherlich auch die Tatsache zählt, dass sich die Republik Südafrika durch ihre Apartheidpolitik lange Zeit von der übrigen Welt isolierte. Ein anderer wichtiger Grund: Dem Rotbusch fehlt jenes Image, das seine berühmten »Teekollegen« aus Indien und China ausmacht, nämlich ein Getränk für feinsinnige und kulturell interessierte Genießer zu sein. Wer grünen oder schwarzen Tee trinkt, signalisiert damit, auch feine Geschmacksnuancen zu lieben und sich auf die Kunst der philosophischen Muße zu verstehen. Doch was signalisiert jemand, der Rotbuschtee trinkt?

Mit seinem fruchtig-süßen Geschmack wird der Rotbusch zu einer attraktiven kulinarischen Ergänzung. Und durch seine einfache Zubereitung kann er problemlos in unseren alltäglichen Speiseplan integriert werden.

Ein bodenständiges Getränk mit breiter Facette

Der Rotbusch ist sicherlich kein philosophisches Getränk. Seine geschichtlichen Wurzeln liegen nicht bei uralten Kaisern, Gelehrten oder Asketen, sondern beim einfachen Volk – er ist ein Volksgetränk im ursprünglichen Sinne des Wortes. Sein Geschmack ist nicht edelherb, sondern fruchtig-süß (und das ohne Zucker!). Und auch seine Zubereitung kennt keine Zeremonien, und es müssen bei ihm nicht irgendwelche strengen Vorschriften eingehalten werden. Rotbuschtee kann jeder zubereiten, der einen großen Kessel, eine große Kanne und ein paar Tassen besitzt. Doch gerade seine Schlichtheit macht den Rotbusch zu einem faszinierenden Getränk. So kommen sein Geschmack und seine Abendrotfarbe auch bei Babys und kleinen Kindern sehr gut an, was man beispielsweise von grünem und schwarzem Tee nicht behaupten kann. Er eignet sich zum Frühstück genauso wie als Sundowner am Abend, als Fitnessdrink für Sportler oder als Beimischung für Fruchtsäfte, Desserts, Milchprodukte, Backwaren und Fleischgerichte.

Rotbuschtee enthält kein Koffein, man kann ihn daher bedenkenlos in Litermengen trinken. Und man kann von ihm mehrere Aufgüsse machen, so dass es ausreicht, morgens eine Kanne vorzubereiten, die einen dann den ganzen Tag mit großen Mengen an wohlschmeckendem Tee versorgen kann. Das erleichtert die Zubereitung im Alltag und spart außerdem noch Geld.

Zahlreiche gesundheitliche Vorzüge

Was seine gesundheitlichen Vorzüge betrifft, so braucht sich der Rotbuschtee hinter anderen Teesorten nicht zu verstecken, er ist ihnen zum Teil sogar überlegen. So besitzt er als Fänger von aggressiven chemischen Verbindungen (den berüchtigten freien Radikalen) ähnliche blutgefäß- und hautschützende sowie Krebs hemmende Eigenschaften wie grüner Tee. Er wirkt krampflösend und antiallergisch, vor allem bei Allergien gegenüber Nahrungsmitteln; für Babys mit Koliken und deren geplagte Eltern bildet er dadurch eine ideale Fläschchenkost. Sein Eisengehalt ist für einen Tee enorm, und es wurden bei ihm sogar Substanzen gefunden, die man schon aus dem Johanniskraut kennt – und das besitzt bekanntlich depressionshemmende Eigenschaften.

Gründe genug also, sich näher mit dem Rotbusch und seinem Tee zu beschäftigen. »Es sind meistens die einfachen Dinge, die uns glücklich machen« – so heißt eine alte Volksweisheit, und der Rotbusch ist der beste Beweis dafür.

In Südafrika gibt es bereits zahlreiche Kosmetika und Hautpflegemittel auf dem Markt, die Rotbusch enthalten. Man kann sie über spezielle Afrikageschäfte, einige Drogerien oder das Internet auch hierzulande bestellen – oder man bereitet sich seine eigene Rotbuschkosmetik zu.

Vom wilden Strauch zum Familiengetränk

Die Geschichte des Rotbuschs

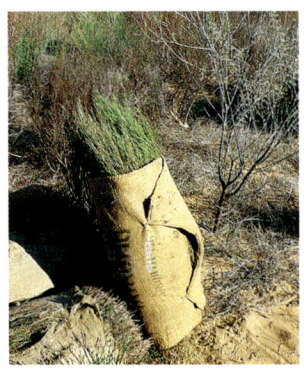

Rooibos ist Afrikaans und bedeutet roter Busch.

In Südafrika ist Rotbuschtee ein Nationalgetränk. Die zweitgrößte Anhängerschaft findet sich in Japan – hier werden auch intensive Forschungen zu den gesundheitlichen Vorzügen des Tees betrieben.

Die Geschichte des Rotbuschtees ist nicht so alt wie die von schwarzem oder grünem Tee. Er besitzt nicht deren Verschränkungen mit der traditionellen Philosophie. Dennoch wird auch seine Entwicklung durchaus von legendären Persönlichkeiten begleitet.

Über seine gesundheitlichen Vorzüge kamen vor allem in den letzten Jahrzehnten immer neue Erkenntnisse hinzu – wobei seine ganz große Zeit als Getränk für Wohlbefinden und Gesundheit sicherlich noch kommen wird.

Die Entdeckung als Teepflanze

Niemand kann genau sagen, wie alt der Rotbusch oder Rooibos an sich ist, wie viele Jahrtausende es ihn als eigenständige Pflanzengattung bereits auf dieser Welt gibt. Auch weiß keiner genau, wann die ersten Menschen in den Cedarbergen Südafrikas nahe Kapstadt damit begannen, ihn als Tee zuzubereiten.

Im Jahr 1904 wurden sie jedoch von einem russischen Einwanderer und Pionier namens Benjamin Ginsberg dabei beobachtet, und er war es auch, der mit ihnen als erster in den Rotbuschhandel eintrat. Als Sohn einer alten Teehändlerfamilie wusste Ginsberg auch, wie man den Rotbusch als Tee vermarkten konnte.

Eine seiner Ideen war es beispielsweise, den Rotbuschtee als kleine Probepackungen in den Straßen Kapstadts zu verteilen. Auf diese Weise wurde der Tee nicht nur unter der weißen Bevölkerung bekannt, die Nachricht davon erreichte auf dem Seeweg dann schließlich auch Europa.

Der Bedarf nahm schnell zu

Schon bald konnte der Bedarf an Rotbusch durch die wenigen wild wachsenden oder recht notdürftig kultivierten Rotbüsche nicht mehr gedeckt werden. Da trat 1930 Dr. Petter le Fras Nortier auf den Plan, ein Arzt und leidenschaftlicher Botaniker. Zusammen mit einigen Farmern entwickelte er Methoden zur feldmäßigen Kultur von Rotbusch. Wichtige Tipps dafür holte man sich bei indischen Einwanderern, die aus ihrem Heimatland, das gerade einen gewaltigen Teeboom erlebte, ein Menge Know-how in Sachen Teeplantagen mitbrachten. Die Bemühungen von Dr. Nortier und seinen Mitstreitern mündeten schließlich in der Züchtung einer Rotbuschsorte, die nach dem Arzt benannt wurde und viele Jahre als Grundlage für die gesamte Rotbuschproduktion diente.

Die euphorischen fünfziger Jahre

Binnen kurzem entwickelte sich rund um das südafrikanische Städtchen Clanwilliam, dem Heimatort von Dr. Nortier, ein blühender Rotbuschanbau. Die Euphorie der dortigen Farmer war so groß, dass sie immer ausgeklügeltere Anbaumethoden entwickelten und immer mehr Rotbuschtee produzierten – und dabei vergaßen, dass eine groß angelegte Produktion auch einen entsprechenden Absatzmarkt braucht, um Profit abwerfen zu können. Die Folge: Anfang der fünfziger Jahre brach der Preis für Rotbusch zusammen, und zahlreiche Farmer – vor allem die kleineren – gingen Pleite.

Daraufhin wurde 1954 auf Drängen der Erzeuger eine staatliche Behörde eingerichtet, die nicht nur die Produktionsmengen kontrollieren, sondern auch auf Hygiene und Qualität des Rotbuschtees achten sollte: das »Redbos-Tea-Control-Board«. Der Rotbuschanbau wurde auf bestimmte Bezirke im westlichen Kapland zwischen den Distrikten Paarl im Norden und Vanrhynsdorp-Calvinia im Norden beschränkt. Darüber hinaus unterstützt das seit 1993 privatisierte Board zusammen mit der Universität Stellenbosch die Forschungen zum Rotbusch und seinem Tee.

Der Arzt und Botaniker Dr. Nortier ist sicherlich einer der Wegbereiter für den Rotbuschtee. Er entdeckte als erster weißer Mediziner, dass man den Tee auch als Heilmittel einsetzen konnte. Daraufhin entwickelte er zusammen mit einigen Farmern Methoden, den Rotbusch in großem Stil anzubauen.

Eineinhalb Jahre nach seiner Auspflanzung kann der Rotbusch zum ersten Mal geerntet werden; er wirft dann noch etwa acht bis neun Jahre lang Erträge ab.

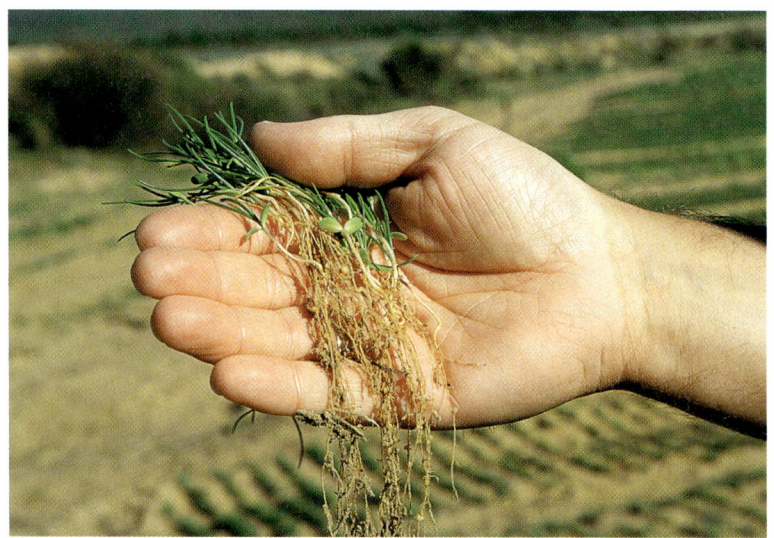

Die wissenschaftliche Datenlage

Das medizinische und chemische Profil des Rotbuschtees ist mittlerweile gut dokumentiert, auch wenn freilich noch einige Fragen offen sind. Federführend in der Erforschung ist natürlich Südafrika, dessen wissenschaftliche Arbeiten in Medizin und Chemie traditionell einen hohen Standard aufweisen. Die führenden Rotbuschforschungsinstitute sind das Department of Chemistry der Universität des Orange Free State in Bloemfontein sowie das Infruitec Institute der Universität Stellenbosch. Aber auch aus den USA und Japan liegen diverse Forschungsergebnisse vor. In Deutschland wissen die meisten Ernährungswissenschaftler, Chemiker, Ärzte und Apotheker jedoch nur sehr wenig über den Rotbusch.

Man erhält den Rotbusch mittlerweile wie Schwarz- und Grüntee auch in Teebeuteln. Schmackhafter ist jedoch der offene Rotbusch, der genauso einfach aufgebrüht werden kann.

Rotbusch wird weltweit exportiert

Gegenwärtig sind über 300 Farmer mit dem Anbau von Rotbusch beschäftigt. Der Tee wird in fast 140 Länder exportiert, oft allerdings unter abenteuerlichen Namen wie »Massai-« oder »Buschmanntee«.

Auch in Deutschland ist er bereits in jedem gut sortierten Teegeschäft sowie in Reformhäusern und Naturkostläden zu finden. Er ist in der Regel preiswerter als die üblichen Grün- und Schwarzteesorten aus China, Japan und Indien.

Doch trotz seiner wissenschaftlich erforschten wohltuenden Wirkungen, seiner exotischen Namen und seines geringen Preises gelang es dem Rotbusch bislang nicht, die führende Rolle des schwarzen Tees auf dem weltweiten Teemarkt auch nur anzukratzen. Allerdings darf man nicht vergessen, dass auch der grüne Tee recht lang brauchte, um sich aus dem Schatten seines »schwarzen Bruders« zu befreien, obwohl er nachgewiesenermaßen viel gesünder ist. Daher ist es wohl auch beim Rotbusch nur eine Frage der Zeit, bis er sich in unseren Breiten als Alltagsgetränk etabliert.

Botanik und Anbau

Viele Namen für ein Getränk

Die Südafrikaner nennen ihr Nationalgetränk meistens Rooibostee, wobei das Rooi wie ein lang gezogenes Rooo und der Buchstabe i kurz gesprochen wird. Es finden sich aber auch Namen wie Redbush-, Rotbuschsie-, Redbos- oder Koopmans-Tea. In Deutschland kommen häufig Phantasienamen wie Massai- oder Buschmanntee vor, obwohl der Tee keinerlei Bezug zu diesen Völkerstämmen besitzt (die Massai beispielsweise leben in Kenia und Tansania, der Rotbusch wächst hingegen in Südafrika).

Lateinisch heißt der Rotbusch Aspalathus linearis. Die zu den Leguminosen zählende Aspalathusgruppe zählt mehr als 200 Arten, die allesamt nur in Südafrika wachsen. Doch nur der Linearis kann bedenkenlos getrunken werden.

Von den anderen Arten lassen sich wohl ebenfalls einige trinken – und sie werden in Südafrika auch gelegentlich konsumiert –, doch ihr Verzehr ist aufgrund einiger giftiger Inhaltsstoffe problematisch. Aspalathus linearis ist hingegen vollkommen giftfrei, er enthält noch nicht

Rotbusch gehört zu den Leguminosen und damit zu derselben Pflanzenfamilie wie Lupinen, Bohnen, Wicken und Klee, die man auch bei uns findet. Den Rotbusch hingegen gibt es nur in Südafrika.

einmal Koffein. Und durch die Kontrolle der Rooibos-Limited-Organisation wird auch sicher ausgeschlossen, dass er mit anderen Aspalathusarten vermischt wird.

Die verschiedenen Sorten

Der Urvater aller heute erhältlichen Rotbuschsorten ist der »Rocksland Nortieria« oder »Red tea Nortieria«, benannt nach dem Arzt und Botaniker Dr. Nortier, der den Anfang des Jahrhunderts noch wild an den nördlich von Kapstadt gelegenen Cedarbergen wachsenden Strauch kultivierte.

Heute versucht man freilich, weitere Typen zu entwickeln, die noch produktiver sind, noch länger leben und noch widerstandsfähiger gegenüber Schädlingen sind als die ursprüngliche Nortier-Sorte. Geschmacklich und auch vom Wirkstoffgehalt bestehen zwischen den neuen Typen jedoch keine nennenswerten Unterschiede, weswegen man sie denn auch für unseren europäischen Hausgebrauch nicht unbedingt erwähnen muss.

Das Aussehen des Strauchs

Es handelt sich bei Aspalathus linearis um einen niederliegenden bis steif-aufrechten Strauch mit langen Trieben, die sich beugen wie Angelruten. Der ganze Strauch wird etwa einen bis anderthalb Meter hoch. An den Ruten findet man zahllose dünne bis sehr dünne, beblätterte Seitenästchen, die dem Rotbusch sein buschförmiges Aussehen verleihen. Die Blätter stehen meistens aufrecht, sie sind 10 bis 50 Millimeter lang und etwa einen Millimeter dick. In ihrem Aussehen erinnern sie an Kiefernnadeln. Sie sind spärlich behaart und wie ein Stachel zugespitzt, jedoch keineswegs stechend, was natürlich für die Erntearbeiter eine große Erleichterung ist.

Für gutes Wachstum braucht der Rotbusch ausgiebigen Regen während der Wintermonate; sein aktives Wachstum startet er allerdings erst im Frühjahr. Er scheint dann regelrecht zu explodieren, um vom Sommer ab sein Wachstum deutlich zu drosseln und es schließlich im

Wenn vom südafrikanischen Winter die Rede ist, heißt es umdenken. Denn auf der anderen Seite des Globus ist Winter, wenn hier der Sommer herrscht. Der Höhepunkt der winterlichen Regenperiode liegt bei Kapstadt in den Monaten Juni und Juli. Und die Rotbuschblüte im Oktober läutet nicht etwa die kalte, sondern vielmehr die warme Jahreszeit ein.

Herbst ganz einzustellen. Der Rotbusch blüht meistens im Oktober. Die gelben Blüten sitzen auf kurzen Stielen und erinnern in ihrer schmetterlingsartigen Form an die Blüten des Ginsters. Aus ihnen entwickeln sich derbwandige Früchte, die nach der Reifung gelbbraune, hartschalige Samen in die Welt entlassen.

Die Anbaubedingungen

Der Rotbusch ist ein Spezialist, er braucht genau jene Lebensbedingungen, wie sie rund um den Cedarberg bei Kapstadt herrschen:
▶ Einen tiefgründigen Boden, der das Wasser zügig ablaufen lässt – der Rotbusch hasst »nasse Füße«
▶ Einen Boden mit leicht saurem Milieu
▶ Höhenlagen von über 450 Metern, aber keinesfalls Frost
▶ Ausreichend Niederschläge, die überwiegend im Winter zu erfolgen haben
Der Rotbusch ist also nicht gerade anspruchslos, doch wenn alles zu seiner Zufriedenheit vorbereitet ist, dankt er es mit einem überaus üppigen Wachstum. In guten Kulturen stehen mitunter über 8000 Büsche auf einem Hektar Land.

Die Verarbeitung zum Tee

Die Erntezeit

18 Monate alt muss ein Rotbusch sein, um erstmals geerntet werden zu können. Sein optimales Produktionsalter hat er mit drei Jahren erreicht, danach liefert er noch etwa acht bis neun Jahre lang nennenswerte Erträge. Im Alter von zehn Jahren muss ein Rotbusch in der Regel einer jüngeren Pflanze Platz machen, auch wenn er eigentlich doppelt so alt werden könnte. Erntezeit ist von Sommer bis Frühherbst, dann also, wenn das Wachstum des Buschs ruht. Dabei werden die Zweige etwa 30 bis 40 Zentimeter über dem Boden – per Sichel oder per Maschine – abgeschnitten und in Bündeln eingebracht.

Die Rotbuschverarbeitung unterliegt strengen Kontrollen. Dadurch wird neben Geschmack und Aroma des Tees auch ein recht hoher Hygienestandard des Tees gewährleistet – ein weiterer Grund, diesem Tee den Vorzug zu geben.

Fermentation und Trocknung

Die Verarbeitung der Rotbuschernte erfolgt in Sammelstellen, die vom südafrikanischen Gesundheitsamt kontrolliert werden. Die Zweige werden durch Häckselmaschinen in vier Millimeter lange Stücke zerkleinert und durch Rollmaschinen gequetscht. Anschließend werden sie mit reinem Wasser angefeuchtet und zu 15 bis 20 Zentimeter hohen Haufen aufgeschüttet. Hier überlässt man sie 8 bis 24 Stunden der Fermentation, d.h., man setzt sie – ähnlich wie beim schwarzen Tee – natürlichen chemischen Prozessen aus, bei denen bestimmte Stoffe zersetzt, andere Stoffe aber auch wieder neu gebildet werden. Die von Natur aus grünen Rotbuschzweige werden dabei rotbraun, gewinnen also jene Farbe, die man später auch von ihrem Tee her kennt. Während der Fermentation entwickelt der Rotbusch auch sein fruchtiges Aroma.

Guter Rotbuschtee verfärbt sich beim heißen Aufguss kastanien- bis rotbraun. Seine Farbe erinnert in der Tat an den Sonnenuntergang am Kap.

Anschließend werden die Rotbuschzweige so lange in der Sonne getrocknet, bis ihr Feuchtigkeitsgehalt bei etwa zehn Prozent liegt. An diesem Punkt werden bereits die ersten Kontrollen durchgeführt. Die fermentierte Ware wird auf Reinheitsgrad, Schnittlänge, Aroma, Farbe und Feuchtigkeitsgehalt hin geprüft.

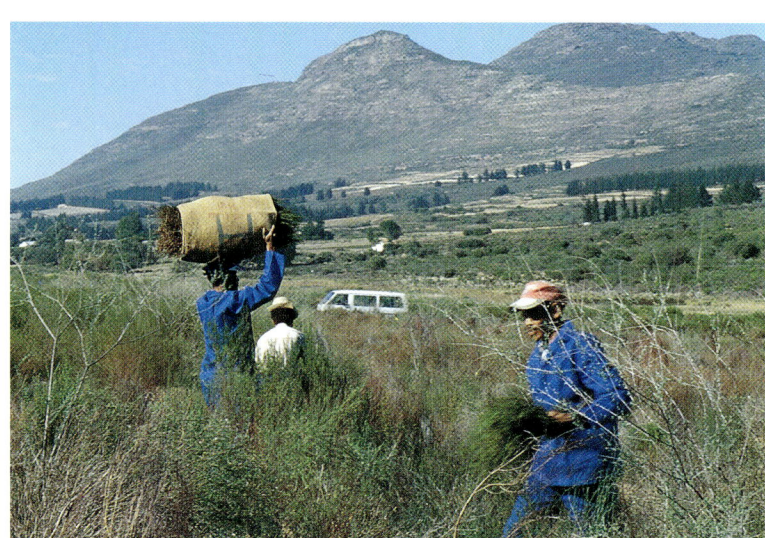

Die Rooibosernte findet von Januar bis März statt. In dieser Zeit herrschen in Südafrika Temperaturen von 40 bis 45 °C tagsüber und 20 °C nachts.

Reinigen und Pasteurisieren

Im nächsten Verarbeitungsschritt werden die Rotbuschzweige durch spezielle Maschinen gesiebt, um Schmutz und größere Äste herauszufiltern. Anschließend wird der Tee mit Hilfe von heißem Wasserdampf pasteurisiert, um ihn vor Insektenfraß und anderem Parasitenbefall zu schützen. Schließlich wird er abgewogen und in Beutel verpackt. Der Beutelinhalt wird dann der zweiten Kontrolle unterzogen, wobei neben Aroma, Geschmack, Schnittlänge und Feuchtigkeitsgrad auch ein eventueller Schädlingsbefall überprüft wird.

Kaufen und lagern

So sollte Rotbuschtee aussehen

Aufgrund der strengen Kontrollen hat der Rotbuschtee, wenn er aus Südafrika kommt, eine recht hohe Qualität. Diese Kontrollen geben wohl eine gewisse Sicherheit – eine Qualitätsgarantie für den Tee, den wir bei uns in der Tasse haben, gewähren sie jedoch nicht. Denn der Weg von Südafrika bis nach Mitteleuropa ist lang, ganz zu schweigen von dem, was einem Tee in unseren Gefilden alles passieren kann, bis er endlich im Regal des Teegeschäfts steht.

So sieht guter Rotbuschtee aus: Er sollte aus 0,2 bis 1 Millimeter dicken und drei bis vier Millimeter langen aromatischen Blatt- und Zweigstückchen bestehen. Dazwischen dürfen sich ruhig ein paar hellere, etwas holzigere Aststücke befinden. Blattspitzen sollten hingegen ebenso selten sein wie die kurzen Blattstiele. Wichtig: Wenn Stiele im Tee sind, dürfen sie keine Verzweigungen oder Nebenblätter haben – das weist deutlich auf eine Verfälschung des Tees mit anderen Pflanzen hin.

Mittlerweile gibt es Rotbusch auch in Teebeuteln zu kaufen. Ihren Inhalt kann man natürlich nicht sehen, doch sofern sie in Südafrika abgepackt wurden, besitzen sie in der Regel eine gute Qualität, die später auch nicht mehr verpfuscht werden kann, da hierzu ja der Beutel

Rotbuschtee erhalten Sie vor allem in Teefachgeschäften. In normalen Supermärkten ist er eher selten anzutreffen – dafür bieten aber Reformhäuser und Naturkostläden meist eine größere Auswahl an Rooibos bzw. Rooibosmischungen an.

beschädigt werden müsste. Grundsätzlich bilden jedoch Tees aus Beuteln im Aufguss etwas weniger Aroma und Geschmack als ein Tee, der durch das Aufgießen offener Ware hergestellt wurde.

Tipps für den Einkauf

Grundsätzlich gilt bei jedem Tee: Kaufen Sie nicht zu billig und nicht zu teuer! Beim Rotbusch erledigt sich jedoch das Problem meistens von selbst, da es ihn hierzulande bislang nur in geringer Auswahl gibt. Rotbuschtee von hoher Qualität zeigt eine intensiv rotbraune Farbe. Vergilbte Blätter verweisen auf ein minderwertiges Produkt und sollten beim Händler beanstandet werden. Einige helle und zerquetschte Aststückchen im Tee sind hingegen normal.

Frischer Rotbuschtee verbreitet ein angenehm fruchtiges Aroma. Teebeutel aus Rotbusch sind in Deutschland nur sehr selten zu bekommen. Und das ist auch gut so, denn der offen aufgegossene Tee schmeckt erheblich besser.

Im Unterschied zu den meisten anderen Heilpflanzen enthalten die Blätter und Zweige des Rotbuschtees nur noch wenig Feuchtigkeit. Außerdem wurde er vor dem Verpacken in Südafrika pasteurisiert. Er kann daher relativ lang gelagert werden, ohne Schimmelpilze oder andere Parasiten anzusetzen.

Worauf Sie beim Lagern achten sollten

▶ Rotbuschtee muss immer gut verschlossen und trocken aufbewahrt werden. Verwenden Sie dazu Dosen aus Holz, speziellem Blech oder Porzellan; auch lichtundurchlässige Teebeutel sind geeignet.

▶ Die Rotbuschzweige werden mit einem normalen, trockenen Teelöffel aus der Dose genommen, wenn Sie sich einen Aufguss bereiten wollen. Ein Metalllöffel sollte jedoch nicht im Behälter bleiben.

▶ In einer Teedose darf nichts anderes als die einmal ausgewählte Teesorte lagern. Auch sollte sie nicht mit Spülwasser gereinigt werden, denn, wie andere Teesorten auch, nimmt Rotbusch sehr schnell andere Aromen an. Zum Reinigen der Dose reicht das Auswischen mit einem trockenen Lappen.

▶ Der ideale Lagerort für Rotbuschtee ist kühl und dunkel, es sollte kein Dampf und keine starke Wärme in seiner Nähe sein. Dunstabzugshauben oder Heizkörper sollten also möglichst weit entfernt sein, auf dem sonnigen Fensterbrett hat er ebenfalls nichts zu suchen.

▶ Absolut falsch: den Rotbuschtee im Kühlschrank zu lagern. Im Kühlschrank befinden sich die unterschiedlichsten Lebensmittel, deren Aromen ihren Weg zum Teil auch durch geschlossene Teedosen und -beutel finden. Ein weiteres Problem ist die Feuchtigkeit im Kühlschrank. Auch ist sie imstande, sich bis zum Rotbusch durchzuarbeiten. Außerdem müssen Sie ja den Behälter aus dem Kühlschrank entnehmen, wenn Sie Ihren Tee zubereiten wollen. Dadurch kommt es zu großen Temperaturschwankungen, die dem Aroma des Tees erheblich schaden können.

▶ Auch wenn Sie nur kleine Mengen aus dem ursprünglichen Teebehälter nehmen, sollten Sie diese vor dem Lagern abpacken.

▶ Optimal aufbewahrter Rotbuschtee kann zwölf Monate lang lagern, ohne dabei an Geschmacksqualität zu verlieren (seine medizinische Qualität und auch sein Geruch haben allerdings in dieser Zeit schon etwas eingebüßt).

Die richtige Zubereitung

Die Frage nach dem Wasser

Immer wieder hört man, dass das Trinkwasser in Deutschland von schlechter Qualität und daher nicht für den Teegenuss geeignet sei. Der Verkauf von so genannten Trinkwasserfiltern boomt, und deren Hersteller haben natürlich ein großes Interesse daran, den Verbraucher von der Notwendigkeit ihrer Geräte zu überzeugen.

Tatsache ist, dass von gesundheitlicher Seite nichts gegen unser Trinkwasser einzuwenden ist. Schon vor Jahren erklärte das damalige Bundesgesundheitsamt: »Das von den Wasserwerken angelieferte Trinkwasser ist gesundheitlich unbedenklich. Es muss nicht zusätzlich aufbereitet werden, Kleinfilter zu seiner Aufbereitung sind daher nicht erforderlich.« Anders sieht es mit der geschmacksverändernden Wirkung des deutschen Wassers aus. Hier können die Unterschiede von Region zu Region in der Tat sehr gravierend sein, Mineraliengehalt und Härtegrad von bestimmten Wassern können aus einem ed-

Wer Zweifel an der Qualität seines Trinkwassers hat, sollte sich bei seinem zuständigen Wasserversorgungsunternehmen oder den Gesundheitsbehörden erkundigen, bevor er sich voreilig für den Kauf eines Wasserfilters entschließt, um den Geschmack seines Tees zu verbessern.

len Tee eine unangenehme Brühe machen. Die Gefahr der Geschmacksveränderung ist jedoch bei grünem und schwarzem Tee höher als beim Rotbusch, der durch seine intensive Fruchtigkeit die verfälschenden Nuancen aus dem Wasser eigentlich immer gut überdecken kann. Die Anschaffung eines Trinkwasserfilters ist daher für ihn in der Regel überflüssig.

Wie man den Härtegrad senken kann

Sollte das Wasser tatsächlich härter als üblich sein, also einen zweistelligen Härtegrad aufweisen (nähere Daten zu Ihrem Trinkwasser erfahren Sie bei Ihrem zuständigen Versorgungswerk), reicht es aus, das Wasser nicht einmal, sondern zweimal bei geöffnetem Kessel kurz aufzukochen.

Kommen Sie jedoch nicht auf die Idee, das Wasser extrem lang kochen zu lassen. Ihr Tee wird dann dementsprechend schal schmecken. Weiches Wasser mit geringem Härtegrad (Härtebereich unter sieben) bedarf keiner zusätzlichen Behandlung.

Das Zubehör

In Restaurants haben sich so genannte Teezangen zur Aufbereitung von Tee eingebürgert. Dabei wird der Tee zwischen zwei löffelartigen, grobporigen Sieben eingeklemmt, die dann in der Tasse versenkt werden. Für den Rotbusch sind sie ungeeignet, da seine feinen Nadeln durch die Löcher der Zange schlüpfen können.

Im Unterschied zu grünem und schwarzem Tee existiert zum Rotbusch keine ausgeklügelte Philosophie und auch keine hoch entwickelte Zeremonie. Sein Charakter besteht ja gerade darin, bodenständig zu sein, für jeden Menschen erfahr- und genießbar zu sein – gleichgültig, ob er kulinarisch-kulturell feinsinnig ist oder eher dem dick belegten Wurstbrot zugetan ist, gleichgültig, ob er ein Senior mit jahrelanger Küchenerfahrung ist oder ein kleiner Säugling, der in erster Linie auf süße Geschmacksnoten reagiert. Aus diesem Grund gibt es für die Rotbuschzubereitung auch kein spezielles Zubehör. Sie brauchen nichts weiter als:

▶ Einen Kessel aus rostfreiem Edelstahl oder einem anderen Metall, in dem das Wasser aufgekocht wird (Aluminiumkessel stehen allerdings im Verdacht, im Lauf der Zeit Krebs erregende Stoffe an das Wasser abzugeben).

▶ Eine Kanne, in die getrost mehrere Liter hineinpassen dürfen. Sehr schön ist eine Glaskanne, weil darin das unvergleichliche Abendrot des Rotbuschtees am besten zur Geltung kommt.

▶ Ein paar Tassen oder Gläser, wobei letztere wiederum die Farbe von Rotbusch sichtbar machen.

▶ Einen Filter oder ein Teesieb. Wenig zweckmäßig ist ein Teeei, da die feinen Nädelchen des Rotbuschs mitunter durch die Poren des Eis schlüpfen und in den Teeaufguss übergehen. Ähnliches gilt für Kannen oder Tassen, die mit einem Kunststoff- oder Glassieb ausgerüstet sind. Es ist zwar nicht ungesund, die eine oder andere Rotbuschnadel zu verschlucken, aber das Trinkerlebnis ist doch angenehmer, wenn der Tee »clean« ist.

Der beste Filter besteht aus feinem Stoff, der locker in einem Ring aufgespannt ist. Man erhält ihn in jedem Teegeschäft oder Reformhaus. Auch Metallsiebe sind geeignet, sofern ihre Löcher wirklich winzig klein sind. Sie sind allerdings etwas teurer als die Stoffsiebe.

Mehrere Aufgüsse sind möglich

Wie beim grünen Tee, so sind auch beim Rotbusch bis zu drei Aufgüsse möglich. Geschmacklich stehen sie dem ersten Aufguss in nichts nach.

Der erste Aufguss hat jedoch schon die Inhaltsstoffe des Tees zum Teil aus ihren festen Verbindungen gelöst, so dass die Folgeaufgüsse nur noch 30 bis 60 Sekunden lang ziehen müssen. Allerdings ist ihr Gehalt an Vitamin C geringer als beim ersten Aufguss.

Rotbusch besitzt seine eigene, zuckerfreie Süße. Es ist daher eigentlich überflüssig, ihm Zucker, Süßstoff oder Honig zuzugeben. Probieren Sie aus, wie Ihnen der Tee am besten schmeckt.

Die Zubereitung

▶ Das Wasser im Kessel bis zum Siedepunkt erhitzen.

▶ 1 gehäuften Teelöffel Rotbuschtee oder 1 Teebeutel pro Tasse (200 bis 250 Milliliter) in die Kanne geben.

▶ Dann das kochende Wasser darüber gießen. 2 bis 3 Minuten lang ziehen lassen, dabei den Deckel auf die Kanne legen.

▶ Tee durch den Filter absieben und in die Tassen gießen.

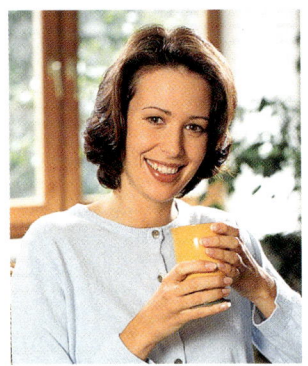

Rooibos ist Genuss- und Heilmittel in einem.

Der Rotbusch und seine Wirkstoffe

Ein gut erforschter Heiltee

In den letzten Jahren erzielten Wissenschaftler gewaltige Fortschritte, was die Analyse der Wirkstoffe in einer Pflanze angeht. Diese Fortschritte blieben auch beim Rotbusch nicht ohne Folgen. Sein Wirkstoffprofil enthält mittlerweile über 200 Einzelsubstanzen, ein amerikanisches Forscherteam fand allein 99 flüchtige und aromatische Bestandteile, die für das unverwechselbare Aroma des Rotbuschtees verantwortlich sind.

Die Fortschritte auf dem Gebiet von Chemie und Pharmazie münden jedoch nicht selten in eine Arroganz, die von trügerischen – gleichgültig, ob negativen oder positiven – Schlussfolgerungen begleitet wird. So weisen zahllose Erfahrungen von Ärzten und Patienten darauf hin, dass Rotbuschtee die Heilung allergischer Erkrankungen fördern kann. Noch herrscht allerdings keine letzte Sicherheit darüber, welche Rotbuschwirkstoffe für diesen Effekt verantwortlich sind – es gibt wohl überzeugende Erklärungsansätze, aber keine Gewissheit. Dieser mehr oder weniger hypothetische Zustand ist jedoch kein Grund, die Erfahrungen von Medizinern und Patienten pauschal zu verwerfen.

Die Wirkstoffe von Rotbusch sind mittlerweile sehr gut erforscht. Die entsprechenden Studien dazu wurden vor allem in Südafrika und in den USA durchgeführt.

In der Kombination entfaltet sich die Wirkung

Es ist auch aus wissenschaftlicher Sicht durchaus möglich, dass ein medizinischer Effekt nicht durch einen einzelnen, sondern durch das Zusammenwirken mehrerer Stoffe zustande kommt – doch gerade in Bezug auf dieses Zusammenwirken müssen seriöse Chemiker und Pharmazeuten auch heute noch zugeben, weitgehend im Dunkeln zu tappen. Mit anderen Worten: Wenn ärztliche Erfahrungen auf die antiallergische Wirkung von Rotbusch hinweisen, dann ist dies bereits ein Argument, das auch ohne einen entsprechenden Wirkstoff eine gewisse Schlagkraft besitzt. Auch in anderer Richtung ist Skepsis geboten. So fanden japanische Chemiker beim Rotbusch einen Wirkstoff, der in seiner Struktur nahezu identisch ist mit einem Stoff namens Superoxiddismutase – und dieser Stoff gilt als außerordentlich wirksamer Radikalefänger und damit als wirksames Mittel gegen Alterserscheinungen und Krebserkrankungen. Dennoch wäre es falsch, Rotbuschtee als Allzweckwaffe gegen Tumore und Alter zu bezeichnen.

Gesund – aber kein Wundermittel

Es weist vieles darauf hin, dass Rotbuschtee bionegative Vorgänge in unserem Körper stoppt. Doch er ist genauso wenig ein Garant für ein 100-jähriges Leben wie Kefir, Kombucha oder grüner Tee, denen ebenfalls gern lebensverlängernde Eigenschaften zugesprochen werden. Wer steinalt werden will, muss mehr tun, als bloß ein oder zwei bestimmte Getränke zu konsumieren, denn über unsere Lebenserwartung entscheidet die Summe aus unseren Erbanlagen und all unseren äußeren Lebensumständen, in denen die Ernährung nur einen von vielen Faktoren darstellt. Die in diesem Kapitel genannten Inhaltsstoffe sind also bei weitem nicht die ganze Wahrheit über Rotbuschtee. Sie geben aber wichtige Hinweise, was der wohlschmeckende Tee unter gesundheitlichen Gesichtspunkten für unser Wohlbefinden alles zu bieten hat.

Mineralstoffe und Spurenelemente

Durch seinen reichen Mineraliengehalt eignet sich Rotbuschtee vorzüglich als Sportlergetränk; in Südafrika wird er gern und häufig zu diesem Zweck verwendet. Der Grund: Beim Sport gehen über den Schweiß und auch über bestimmte Stoffwechselvorgänge zahlreiche Mineralien verloren. Dieser Verlust führt je nach Schweregrad zu einem starken Leistungsverlust, außerdem erhöht er das Risiko von

Zurzeit ist es Mode, für alle möglichen Funktionsstörungen, Krankheiten und Wehwehchen Mineralienpräparate einzusetzen. Die Erfolge dieser Anwendungen sind meistens mäßig. Der Grund: Mineralien wirken – wie andere Biostoffe auch – nur selten isoliert, sondern meistens in Verbindung mit anderen Biostoffen.

Muskelkrämpfen. Mehrere Gläser kalter Rotbuschtee vor, während und nach der sportlichen Betätigung wirken diesen Vorgängen entgegen. Er erzielt dabei ähnliche Effekte wie die so genannten isotonischen Durstlöscher, die man für den Sportler im Handel kaufen kann. Diesen Getränken gegenüber besitzt Rotbuschtee sogar den Vorteil, nur wenig Zucker zu enthalten und dennoch süß zu schmecken.

Drei Tassen Rotbuschtee pro Tag decken bereits ein Drittel des täglichen Eisenbedarfs. Er eignet sich dadurch als Getränk für Vegetarier, deren fleischlose Kost bekanntlich zu Eisenmangelerscheinungen führen kann.

Eisen – trotz Überfluss herrscht Mangel

Eisen ist mit einem Anteil von fünf Prozent das häufigste Schwermetall in der Erdkruste und ist dadurch auch ausgiebig in den Nahrungspflanzen des Menschen enthalten. Dennoch leiden 50 Prozent der Weltbevölkerung und fünf Prozent der Deutschen an Eisenmangel. Die aus ihm resultierende Blutarmut – Eisen bildet den Metallkern des Blutfarbstoffs Hämoglobin – ist mit 80 Prozent die mit Abstand häufigste Form der Anämie.

Das Kardinalproblem unserer gesamten Eisenversorgung: Das Metall existiert in der Natur in Verbindungen, die für uns nur schwer oder gar nicht zu verwerten sind. So trägt auch Spinat seinen Ruf vollkommen zu Unrecht. Der grüne Kinderalptraum besitzt zwar sehr viel Eisen, doch es ist durch eine stabile chemische Verbindung an Oxalsäure gekettet und kann daher nur in ganz geringen Mengen von unserem Körper aufgenommen werden.

Durch Biostoffmix besser verwertbar

Rotbusch besitzt demgegenüber den Vorteil, nicht nur viel Eisen, sondern auch noch ausreichend Kupfer und Vitamin C zu enthalten, die den Organismus das Eisen besser aufnehmen lassen und es der Blutbildung zuführen.

Im Unterschied zu schwarzem Tee enthält Rotbusch kaum Tannine, die unsere Fähigkeit einschränken, Eisen zu verwerten. Er sollte daher unbedingt auf dem Speiseplan von Menschen stehen, die einen erhöhten Eisenbedarf haben, wie etwa schwangere und stillende Frauen sowie Frauen mit starken Regelblutungen. Auch Sportler haben einen deutlich erhöhten Eisenbedarf.

Eine ergiebige Mineralienquelle

1 Tasse Rotbuschtee (3 Gramm Rotbusch auf 200 Milliliter Wasser) enthält:

▶ 0,07 mg Eisen   ▶ 1,67 mg Magnesium

▶ 0,22 mg Fluor   ▶ 0,04 mg Mangan

▶ 7,12 mg Kalium   ▶ 6,16 mg Natrium

▶ 1,09 mg Kalzium   ▶ 0,04 mg Zink

▶ 0,07 mg Kupfer   ▶ 99 aromatische Öle

Fluor als natürliche Kariesbremse

Fluor spielt eine überragende Rolle in der Mundhygiene. Es wirkt vorbeugend gegen Karies und ist imstande, selbst bei bereits bestehenden Karieslöchern den dort ablaufenden Mineralabbau an der Zahnsubstanz aufzuhalten. In höherer Konzentration stoppt es das Wachstum der Bakterien, die durch ihre Säuren das Entstehen der Zahnerkrankung begünstigen.

Wer allerdings glaubt, allein durch fluoridhaltige Zahnpasten seine Kariesprobleme lösen zu können, ist auf dem Holzweg. Entscheidend ist vielmehr das Säuremilieu im Mund; ein paar Minuten Zähneputzen können nicht den Säuregrad im Mundraum ungeschehen machen, der durch eine ständige zuckerreiche Ernährung eingepegelt wurde. Eine fluoridhaltige Ernährung kann jedoch dem Kariesbefall vorbeugen und kleinere Löcher in ihrer Weiterentwicklung bremsen. Der Rotbuschtee spielt hier eine wichtige Rolle, denn bereits drei Tassen decken die Hälfte des Tagesbedarfs an Fluor.

Fluorhaltige Zahnpasten wirken erst dann, wenn man mindestens drei Minuten lang die Zähne putzt – und diese Zeit wird meist weit unterschritten. Nahezu sinnlos ist schließlich ihr Einsatz bei Menschen über 30, da deren Zähne kaum noch Fluor aufnehmen können.

Kupfer für den gesunden Teint

Kupfer besitzt ein ausgesprochen buntes Wirkungsprofil. Als Bestandteil des Enzyms Caeruloplasmin löst es das Eisen aus unseren Speisen heraus, um es der Blutbildung zuzuführen. Kupfer unterstützt außerdem den Eiweißstoffwechsel, den Aufbau der Nerven und den Farbstoffwechsel in unserer Haut und in unseren Haaren – ohne Kupfer wären wir alle im wahrsten Sinne des Wortes farblos. Schließlich ist das Spurenelement auch am Aufbau der Knochengrundsubstanz beteiligt. Eine mangelnde Kupferversorgung ist in der heutigen Ernährung eher selten. Wenn jedoch aufgrund einer Erkältung, Grippe oder einer anderen Infektion große Mengen an Vitamin C vom Körper aufgebraucht werden, kann der Kupferspiegel im Organismus bedenklich absinken, da das Vitamin die Kupferaufnahme unterstützt. Nicht zuletzt deshalb fühlen sich viele Schnupfenkranke nach dem Ende ihrer Erkrankung besonders schlapp und kraftlos – ihr Vorrat an Vitamin C ist aufgebraucht, und dadurch fehlt ihnen Kupfer zur Bildung von Blutkörperchen und Eiweiß.

Drei Tassen Rotbuschtee decken etwa ein Zehntel des täglichen Kupferbedarfs. Seine Rolle als Kupferlieferant wächst jedoch durch seinen hohen Anteil an Vitamin C, das die Kupferaufnahme unseres Körpers wirkungsvoll unterstützt.

Natrium und Kalium sind für den menschlichen Organismus gleichermaßen wichtig. In der alltäglichen Ernährung überwiegt jedoch oft das Natrium. Der Rotbusch kann hierzu ein wirksames Korrektiv bilden.

Ein optimales Natrium-Kalium-Profil

Natrium und Kalium sind zusammen an der Kontrolle des Wasserhaushalts beteiligt, in Form der so genannten Natrium-Kalium-Pumpe steuern sie die Erregung und den Eiweißaufbau der Muskulatur. Ihre ausgewogene Zufuhr ist daher gerade für Sportler überaus wichtig. In der alltäglichen Ernährung sieht es jedoch meistens so aus, dass der Natriumanteil deutlich überwiegt. Die möglichen Folgen: Wasseransammlungen (Ödeme) im Gewebe sowie deutliches Nachlassen der muskulären Leistungsfähigkeit. Auch Bluthochdruck wird in Zusammenhang mit einem Natriumüberschuss in der Ernährung gebracht; noch ist allerdings wissenschaftlich nicht geklärt, wie das physiologisch konkret geschieht.

Rotbusch enthält Natrium und Kalium in einem Verhältnis, das für die tägliche Nahrungsergänzung als optimal eingestuft werden muss. Sein Kaliumanteil liegt leicht über dem des Natriums. Er eignet sich dadurch als Sportlergetränk vor, während und nach der sportlichen

Belastung. Aber auch in anderen schweißtreibenden Situationen mit hohem Mineralverlust – wie etwa hohen Lufttemperaturen und hohen Luftfeuchtigkeitswerten sowie unter Stress und in der Schwangerschaft – kann er als ausgewogener Natrium-Kalium-Versorger eine wichtige Rolle spielen.

Weitere Biostoffe im Rotbusch

Vitamin C – der Radikalefänger

Vitamin C ist ein Vitamin mit Geschichte. Bereits im Papyrus Ebers 1550 v. Chr. werden Mangelerscheinungen beschrieben, seit dem Mittelalter häufen sich die Berichte zu Skorbutepidemien auf Schiffen, Entdeckungsfahrten und Kreuzzügen. Dass die heimtückische Mund- und Schleimhauterkrankung durch Vitamin-C-Mangel hervorgerufen wird, erkannte man im Jahr 1935. In den letzten Jahrzehnten ist es zu einem regelrechten Vitamin-C-Boom gekommen: Kaum ein Tag, an dem nicht eine neue Meldung über die Wunderheilwirkungen von Askorbinsäure – so der wissenschaftliche Name des Vitamins – in den Medien kursiert. Da fällt es nicht leicht, den Überblick zu behalten. Seine wissenschaftlich abgesicherten Wirkungen sind:

▶ Als Körperabwehrvitamin macht es den Fresszellen unseres Immunsystems Appetit auf ungebetene Eindringlinge wie Viren und Bakterien. Menschen, die ausreichend mit Vitamin C versorgt werden, haben eine um 50 Prozent geringere Wahrscheinlichkeit, an Erkältungen zu erkranken. Wer allerdings bereits eine Erkältung hat, kann laut jüngsten Studienergebnissen mit Vitamin C nur dann etwas ausrichten, wenn beim Ausbruch der Erkrankung ein Mangel an diesem Vitamin bestand. Dies bedeutet konkret: Wessen Nase bereits tropft, der darf nicht unbedingt damit rechnen, dass Extrazufuhren an Vitamin C ihm noch helfen können.

▶ Als Antioxidans und Radikalefänger, der aggressive Substanzen aus dem Gewebe fischt, spielt Vitamin C eine wichtige Rolle bei der Vorbeugung von Krebsgeschwüren und rheumatischen Erkrankungen.

Rotbusch enthält relativ viel Vitamin C (Askorbinsäure). Auf die tägliche Zufuhr von frischem Obst und Gemüse – die besten Vitamin-C-Lieferanten – sollte natürlich dennoch in keinem Fall verzichtet werden.

▶ Eine englische Untersuchung hat kürzlich ergeben, dass Vitamin C auch das Risiko von Herz-Kreislauf-Erkrankungen reduziert. Demnach reicht schon die Gabe von 60 Milligramm Vitamin C pro Tag aus, um die Blutgerinnungsneigung und damit auch die Gefahr eines Blutgefäßverschlusses deutlich zu senken. 60 Milligramm – das entspricht etwa dem Vitamin-C-Gehalt einer frischen Orange oder von zwei Tassen Rotbuschtee.

▶ Vitamin C verbessert die Kalzium- und Eisenaufnahme unseres Körpers; hierdurch wird es für Frauen zu einer unentbehrlichen Vorbeugemaßnahme gegen Blutarmut und Osteoporose.

Vitamin C sorgt dafür, dass Eisen von unserem Körper besser absorbiert werden kann. Rotbusch besitzt – was beide Stoffe angeht – überdurchschnittlich hohe Werte. Er kann daher viel zu unserer täglichen Eisenversorgung beitragen.

Der Bedarf kann schwanken

Der tägliche Vitamin-C-Bedarf liegt laut DGE, der Deutschen Gesellschaft für Ernährung, bei 75 Milligramm, die amerikanische Ernährungsgesellschaft empfiehlt hingegen 70 Milligramm. Mitunter ist der Bedarf jedoch deutlich erhöht. So erbrachten Studien der Universität Gießen, dass das ohnehin schon beträchtliche Krebsrisiko der Raucher deutlich steigt, wenn sie weniger als 150 Milligramm an Vitamin C zu sich nehmen. Ein nicht zu unterschätzender Vitamin-C-Killer ist schließlich Azetylsalizylsäure (ASS), die in den meisten handelsüblichen Schmerzmitteln enthalten ist.

Rotbuschtee schonend zubereiten

Rotbuschtee kann mit bis zu 30 Milligramm auf eine Tasse (200 Milliliter) eine Menge zur täglichen Vitamin-C-Versorgung beitragen. Sein Vitamin-C-Gehalt ist jedoch starken Schwankungen unterworfen, was vor allem an der Licht- und Hitzeempfindlichkeit des Vitamins liegt. Wer den Rotbuschtee in einer durchsichtigen Glaskanne aufbewahrt und ihn länger warm hält, riskiert große Vitamin-C-Verluste. Auch der zweite Rotbuschaufguss enthält nur noch wenig Vitamin C, da das wasserlösliche Vitamin bereits in großen Mengen in den ersten Aufguss übergegangen ist. Der Vitamin-C-Gehalt von Rotbusch ist von großer Bedeutung, weil dadurch die Verwertbarkeit seines Eisenanteils optimiert wird. Er ersetzt jedoch nicht reichlich frisches Obst und Gemüse.

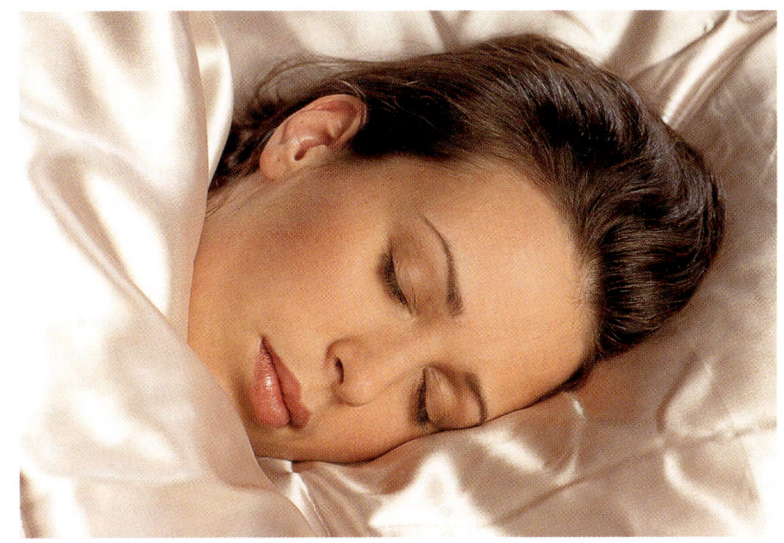

Zwei Flavonoide bewirken den schlaffördernden Effekt von Rotbusch. Damit wird er zu einer natürlichen und zugleich wohlschmeckenden Einschlafhilfe – auch für Kinder.

Darmstabilisierende Phenolsäuren

Rotbuschtee enthält acht so genannte Phenolcarboxylsäuren, die zum Teil beachtliche medizinische Wirkungen aufweisen. So besitzen allein fünf von ihnen fungizide – also pilzabtötende – Eigenschaften, vier wirken antibakteriell, zwei hemmen das Wachstum von Viren und eine tötet sogar Würmer ab. Dies konnte im Labor bestätigt werden – ob sie jedoch auch im Rotbuschtee diese Effekte entfalten, ist damit noch nicht gesagt. Phenolsäuren im Rotbusch sollen auch die Wirkung anderer Biostoffe unterstützen. Einige Phenolsäuren des Rotbuschs wirken als Gerbstoffe. Sie binden Wasser aus dem Darminhalt und machen die Darmschleimhäute widerstandsfähiger gegen Parasiten. Sie helfen dadurch bei Darminfekten und Durchfall.

Querzetin und Querzitrin gegen Krämpfe

Sie zählen zu der chemischen Gruppe der so genannten Flavonoide und gehörten zu den ersten Biostoffen, die Wissenschaftler im Rotbusch nachweisen konnten. Sie wirken krampflösend und rechtferti-

Mit Querzetin und Querzitrin enthält Rotbusch zwei Wirkstoffe, die u. a. für die antidepressiven Wirkungen von Johanniskraut verantwortlich gemacht werden. Er eignet sich daher zur Behandlung von Schlafstörungen und Stimmungstiefs.

gen dadurch den Einsatz von Rotbusch bei Unterleibskrämpfen infolge von Darmerkrankungen, Durchfall oder Menstruationsbeschwerden. Querzetin und Querzitrin gelten außerdem als wirkungsvolle Hemmer des Enzyms Monoaminoxidase (MAO), das in unserem Gehirn die Aktivität von Serotonin blockiert. Mit anderen Worten: Die beiden Flavonoide sorgen dafür, dass Serotonin nicht gehemmt, sondern in ausreichendem Umfang im Gehirn zum Einsatz kommt. Das hat eine ganze Reihe von positiven Auswirkungen. Der Hirnbotenstoff Serotonin wird gern als Glückshormon bezeichnet, weil er für Wohlbefinden, Zufriedenheit und ein angenehmes Gefühl der Sättigung sorgt. Außerdem erleichtert er das Einschlafen und sorgt für die Freisetzung von schmerzhemmenden Substanzen.

Therapieunterstützend bei Diabetes mellitus

Rotbusch kommt freilich nicht ganz an die psychischen Wirkungen von Johanniskraut heran, nichtsdestoweniger kann sein Einsatz bei gelegentlichen Stimmungstiefs und Schlafstörungen – vor allem bei Kindern – sehr sinnvoll sein.

Querzetin und Querzitrin hemmen außerdem die Entwicklung von Darmkrebs, der durch die oben erwähnten MAO-Substanzen gefördert wird. Auch hormonbedingte Tumoren wie Brustkrebs haben weit weniger Chancen, sich zu entfalten. Zusammen mit den Rotbuschwirkstoffen Luteolin und Rutin senken Querzetin und Querzitrin schließlich auch den Blutzuckerspiegel. Rotbuschtee eignet sich dadurch zur Unterstützung einer Diabetes-mellitus-Therapie.

Rutin gegen Durchblutungsstörungen

Man findet große Mengen dieses Flavonoids auch noch in Buchweizen, Weinraute und Schwarzem Holunder. Rutin besitzt starke antioxidative Eigenschaften, d. h., dass es aggressive Sauerstoffverbindungen unschädlich macht. Ihm kann daher eine vorbeugende Wirkung bei Krebs zugeschrieben werden. Darüber hinaus zählt Rutin zu den Flavonoiden, die von Wissenschaftlern als Vitamin P bezeichnet werden. Das Kürzel P steht u. a. dafür, dass sie die Permeabilität feiner

Große Mengen an Rutin findet man vor allem in der Weinraute, die dadurch überaus wirksam bei Durchblutungsstörungen sein kann. Aufgrund ihrer möglichen Nebenwirkungen (u. a. Schlafstörungen, Krämpfe, Fehlgeburten) ist ihr Einsatz jedoch problematisch. Rotbusch enthält zwar etwas weniger Rutin, ist dafür aber absolut frei von Nebenwirkungen.

Blutgefäße positiv beeinflussen, sie also durchlässiger für Nährsubstanzen und Sauerstoff machen sowie ihre Elastizität verbessern. Rutin hilft dadurch bei Durchblutungsstörungen und Bluthochdruck. Weiterhin ist von Stoffen aus der Vitamin-P-Gruppe bekannt, dass sie die Wirkung von Vitamin C strecken und damit dem empfindlichen Vitamin gewissermaßen eine längere Haltbarkeit verschaffen. Da Rotbusch neben Rutin auch reichlich Vitamin C enthält, zeigt sich hier wieder, dass sich in ihm einzelne Wirkstoffe zu einer genau passenden Kombination zusammengefunden haben.

Flavonone für die natürliche Süße

Der auch bei uns erhältliche Rotbusch Aspalathus linearis enthält zwei Flavonone, die bislang nirgendwo sonst in der Natur zu finden waren und selbst in anderen Rotbuscharten nicht vorhanden sind. Die beiden Substanzen bilden einen natürlichen Süßstoffcocktail, der mitverantwortlich für den typisch süßlich-fruchtigen Geschmack von Rotbuschtee ist. Im Unterschied zum sonst in der Pflanzenwelt üblichen Fruchtzucker süßen diese Flavonone, ohne dabei die Zähne zu schädigen. Auch ihr Kaloriengehalt geht gegen null.

Ätherische Öle für das erfrischend fruchtige Aroma

Amerikanische Forscher konnten im Rotbusch sage und schreibe 99 aromatische Öle nachweisen. Im Unterschied zu vielen anderen Heilpflanzen erfüllen sie jedoch keine medizinischen Zwecke, weswegen auch aus medizinischer Sicht zu verschmerzen ist, dass sie relativ schnell verdampfen. Allerdings sind sie verantwortlich für das fruchtige Aroma von Rotbusch. Auch sorgen sie dafür, dass der Tee wohl süß schmeckt, aber dabei immer erfrischend bleibt. Aus kulinarischer Sicht empfiehlt sich also, die flüchtigen Rotbuschöle möglichst lang am Verdampfen zu hindern. Dies bedeutet konkret, dass Sie Ihren Rotbuschtee möglichst mit geschlossenem Deckel oder einem abdeckenden Tuch ziehen lassen sollten. Außerdem sollte er nach dem Kauf bald verbraucht und nicht lang gelagert werden.

Rotbusch schmeckt süß und fruchtig, doch er enthält keinen Zucker. Seine Süße verdankt er vor allem zwei Flavononen, die in keiner anderen Pflanze sonst vorkommen.

Rotbusch besitzt wohl eine breite Palette von ätherischen Ölen, in der Summe enthält er jedoch im Verhältnis zu vielen anderen Heiltees lediglich geringe Mengen an ätherischem Öl. Er schmeckt weniger nach Medizin als andere Kräutertees.

Aspalathin und Nothofagin – allergiehemmend

Diese beiden Stoffe gehören zu den so genannten C-glykosylischen Flavonoiden in Chalkonform. Aspalathin macht 0,55 Prozent, Nothofagin 0,19 Prozent der löslichen Rotbuschstoffe aus.

Beide Substanzen sind die Stars unter den Rotbuschwirkstoffen. Aspalathin ist sehr wahrscheinlich für die antiallergischen Effekte verantwortlich, die dem Rotbusch in Südafrika einen regelrecht legendären Ruhm verschafft haben. Es ähnelt in seiner Struktur einem anderen chalkonartigen Stoff, dem Isoliquiritigenin aus der Süßholzwurzel. Von ihm ist bekannt, dass es Krämpfe löst und eine so genannte immunmodulierende Wirkung besitzt, das bedeutet, dass es unser Immunsystem dazu erzieht, auf Fremdkörperreize in angemessener Form zu antworten. Im Rotbuschtee findet sich nun das Aspalathin in viel größeren Mengen als das Isoliquiritigenin in der Süßholzwurzel. Es spricht daher einiges dafür, dass Rotbusch die ihm nachgesagten krampf- und allergiehemmenden Wirkungen auch unter klinischen und damit wissenschaftlich überprüfbaren Verhältnissen durchaus unter Beweis stellen könnte.

Rotbusch macht aggressive Sauerstoffverbindungen (die berüchtigten freien Radikale) im Körper unschädlich. Auf diese Weise schützt er vor schweren Erkrankungen wie Arteriosklerose und Krebserkrankungen. Darin ähnelt er stark dem grünen Tee.

Aggressive Radikale werden unschädlich gemacht

Aspalathin und Nothofagin besitzen außerdem ähnliche Wirkungen wie das Enzym Superoxiddismutase (SOD); in der angloamerikanischen Fachliteratur werden sie daher auch als SOD mimetic substances bezeichnet.

SOD bewirkt in unserem Körper die Umwandlung von aggressiven Superoxidradikalen in Wasserstoffperoxid, das dann von anderen Enzymen recht einfach unschädlich gemacht werden kann. Ab dem Alter von 40 Jahren bildet unser Körper nur noch unzureichende Mengen an SOD, für Raucher reicht die körpereigene SOD-Produktion auch vorher schon nicht mehr aus, da der Körper beim Rauchen von schädlichen Superoxiden regelrecht überschwemmt wird. Hier müssen dann SOD-analoge Stoffe von außen zugeführt werden. Der Rotbusch mit seinen Flavonoiden Aspalathin und Nothofagin kann hierzu einen wichtigen Beitrag leisten.

SOD hemmt Ablagerungen in den Blutgefäßen

Wie wichtig der regelmäßige Rotbuschgenuss sein kann, zeigt sich, wenn man weiß, was passiert, wenn unserem Organismus nicht mehr genügend SOD zur Verfügung steht. In diesem Fall können die aggressiven Superoxide mehr oder weniger ungehindert zu Werke gehen. Dazu gehört, dass sie die Oberfläche von bestimmten Fett-Protein-Teilchen (Low-Density-Lipoproteinen) in unserem Blut attackieren, die sich daraufhin derart zu ihrem Nachteil verändern, dass sie die Wände unserer Blutgefäße verletzen und die Bildung von Cholesterinplaques anregen. Und damit ist der Boden bereitet für die berüchtigte Arteriosklerose oder Arterienverkalkung – mitsamt ihren Folgeerkrankungen wie Angina pectoris, Herzinfarkt und Schlaganfall.

Die in unserem Blutkreislauf kursierenden LDL-Partikel werden erst dann so richtig gefährlich, wenn ihre Oberfläche durch aggressive Sauerstoffmoleküle aufgeraut wird. Diesem Vorgang kann Rotbusch einen wirkungsvollen Riegel vorschieben.

Vorbeugend gegen chronische Erkrankungen

Auch einige wichtige Biostoffe wie etwa Proteine und pflanzliche Fettsäuren sind anfällig für Superoxide und andere sauerstoffreiche Verbindungen. Die aggressiven Moleküle gelten als einer der Hauptauslöser für Krebserkrankungen, rheumatische Beschwerden und grauen Star, da sie in den Schmerzstoffwechsel eingreifen sowie die Membranen der Körperzellen knacken und deren Erbgut verändern, so dass es zu unkontrollierten Zellwucherungen kommen kann. Der regelmäßige Verzehr von Rotbuschtee mit seinen antioxidativen Stoffen schützt also vor Herz-Kreislauf-Erkrankungen, rheumatischen Beschwerden, grauem Star und Krebserkrankungen; außerdem bewahrt er den Organismus vor dem Verlust wichtiger Biostoffe.

Die Vorteile von Rotbusch gegenüber anderen Teesorten

Nur wenig Tannin

Tannine blockieren nicht nur die Aufnahme von Kalzium und Eisen, sie schmecken auch sehr bitter. Nicht zuletzt aus diesem Grund schmeckt der tanninarme Rotbusch wesentlich fruchtiger und süßer als der tanninreiche Schwarztee.

Tannine zählen wohl zu denjenigen Gerbstoffen, die durch ihren gerbenden Einfluss auf die Proteine eine Schutzschicht auf Haut und Schleimhäuten bilden und auf diese Weise heilsam bei Durchfall,

Entzündungen von Darm, Bindehaut oder Zahnfleisch und Erkrankungen der Scheide sein können. Wenn sie jedoch mit Eisen und Kalzium in Kontakt kommen, gehen sie mit den beiden wichtigen Mineralien Verbindungen ein, die unser Körper nicht auflösen kann. Die Folge: Eisen und Kalzium werden praktisch ungenutzt durch unseren Körper geschleust und am Ende ihrer Wanderung wieder ausgeschieden. Tannine blockieren also die Aufnahme der beiden Mineralien, und dadurch werden sie zu einem medizinischen Problem – und dies nicht nur für Menschen, die bereits an Eisen- oder Kalziummangel leiden, sondern auch für Sportler, Kinder und Schwangere, die einen erhöhten Eisen- und Kalziumbedarf haben. Besonders reich an Tanninen ist schwarzer Tee, man findet aber größere Mengen auch in gerbstoffreichen Heiltees wie etwa Eichenrinden- und Blutwurztee. Rotbusch ist hingegen unproblematisch, sein Tanninwert erreicht nur ein Zwölftel von dem des schwarzen Tees.

Aufgrund seiner anregenden Wirkungen wird Koffein auch gern in Medikamenten zur Bekämpfung von Schmerzen und kräfteraubenden Infekten verarbeitet. Es wäre jedoch ein Trugschluss, hieraus auf einen hohen medizinischen Wert des Alkaloids schließen zu wollen.

Absolut frei von Koffein

Koffein ist ein Aufputschmittel, das in Kaffee- und Kakaobohnen sowie in Teeblättern und Kolanüssen vorkommt. Es ist wasserlöslich und reichert sich dadurch relativ rasch in den Getränken an, die aus den oben genannten Gewächsen hergestellt werden. Im grünen Tee ist es an Gerbstoffe gebunden, so dass es mit mehr oder weniger starker Verzögerung von unserem Organismus aufgenommen wird. Wer grünen Tee allerdings nur kurz (etwa zwei Minuten lang) ziehen lässt, erreicht auch hier recht hohe Koffeinwerte in seinem Blut, da dann nicht genügend Zeit für die Gerbstoffe bleibt, die Koffeinmoleküle an sich zu ketten.

Koffein wirkt anregend auf das Herz und das zentrale Nervensystem, es erzielt dadurch eine kurzfristige Steigerung der Aufmerksamkeit. Es stimuliert die Ausschüttung der Magensäure und die Wasserausscheidung, auch die Atemwege werden durch Koffein weiter gestellt. Deshalb werden Tee und Kaffee vor allem zu und nach den Mahlzeiten getrunken, da sie die Verdauung anregen und die durch das Nervensystem eng gestellten Atemwege wieder öffnen.

Auch große Mengen schaden nicht

Im Unterschied zu Kaffee, Kakao und Colagetränken sowie schwarzem und grünem Tee ist Rotbusch absolut koffeinfrei. Man kann ihn ohne Sorgen literweise trinken – nicht umsonst wird er in seinem Heimatland Südafrika in Mengen von durchschnittlich zwei bis drei Litern täglich konsumiert. Derartige Mengen an Kaffee oder Colagetränken würden die Gesundheit ruinieren, und auch beim Tee könnten sie möglicherweise zu Problemen führen. Eine Überdosierung von Koffein führt zu Unruhe, Schweißausbrüchen, Schlaflosigkeit und Muskelzittern.

Wer allerdings Anregung sucht, ist beim Rotbuschtee an der falschen Adresse. Er wirkt aufgrund seiner Flavonoide Querzetin und Querzitrin eher beruhigend – wobei dieser Effekt vor dem Hintergrund unserer hektischen und stressgeplagten Zeit aus psychologischer und medizinischer Sicht eigentlich viel wünschenswerter ist als der aufputschende »Wake-up-Kick« durch das Koffein.

Rotbusch kann auch sehr gut als Kaltgetränk konsumiert werden. Er eignet sich dadurch z. B. als koffeinfreie Alternative zu Colagetränken.

Die Nachteile von Koffein

▶ Es regt die Wasserausscheidung an; koffeinhaltige Getränke können so bei Hitze zu Austrocknung des Körpers mit Folgen wie Ermüdung oder sogar Kreislaufzusammenbrüchen führen.

▶ Starke Kaffeetrinker (mehr als fünf Tassen täglich) entwickeln Suchtsymptome: Sie brauchen wachsende Mengen zur Anregung und können sogar unter Entzugssymptomen leiden.

▶ Koffein kann zu Schlaflosigkeit führen; besonders bei Kindern durch den Konsum von Colagetränken oder Schokolade.

▶ Koffein steht im Verdacht, Migräneanfälle auszulösen.

▶ Es verschlimmert Magenschleimhautreizungen, Gastritis oder Magengeschwüre.

▶ Neuere Studien lassen den Schluss zu, dass Koffein die Empfängnis beeinträchtigt.

▶ Neuseeländische Studien stellten einen Zusammenhang zwischen dem plötzlichen Krippentod der Babys (Sudden death) und dem Koffeinkonsum der Mutter fest. Schon ab etwa vier Tassen Kaffee täglich soll sich das Sudden-death-Risiko um 100 Prozent erhöhen.

Wie Rotbusch auf die Gesundheit wirkt

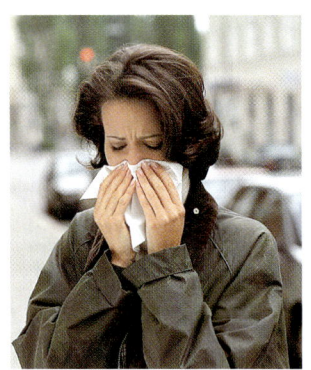

Rooibos hilft bei den unterschiedlichsten Krankheiten.

Ist Rotbusch ein Medikament oder einfach nur ein gesundes Nahrungsmittel? Die Frage ist müßig, denn das, was allein zählt, ist der Nutzen. Und hier verhält es sich so, dass Rotbusch nicht nur heilen kann, sondern auch vorzüglich schmeckt. Dadurch unterscheidet er sich von den meisten anderen Heilpflanzen.

Eine außergewöhnliche Heilpflanze

Der Rotbuschtee wird in Südafrika für die Heilung von zahlreichen Krankheiten eingesetzt – und das nicht nur von der Volksmedizin, sondern auch von zahlreichen Ärzten. Viele seiner medizinischen Wirkungen konnten durch klinische Beobachtungen und Studien bestätigt werden; auch gelang es Wissenschaftlern aus Japan, Südafrika und den USA, das Wirkstoffprofil des Rotbuschs so weit zu entschlüsseln, dass man einigen Heileffekten auch bestimmte Wirkstoffe zuordnen konnte.

Eingriff in den allergischen Mechanismus

Herausragend ist sicherlich der antiallergische Effekt von Rotbusch; dadurch nimmt er unter den Heilpflanzen eine Sonderrolle ein. Denn die Heilpflanzenkunde kennt wohl einige Kräuter, die gegen bestimmte Allergiesymptome wie etwa Schnupfen, Augentränen und Husten helfen – man denke nur an Schwarzen Holunder, Augentrost und die kanadische Gelbwurzel –, doch eine Pflanze, die gezielt in den allergischen Mechanismus eingreift, ist bislang noch nicht bekannt.

Von großer Bedeutung ist der Rotbusch aber auch als Antioxidans und Radikalefänger, der also imstande ist, aggressive Sauerstoffverbindungen in unserem Körper zu entschärfen. Er steht in dieser Eigenschaft dem grünen Tee, der in jüngster Zeit als der Radikalefänger schlechthin gefeiert wird, in nichts nach. Arteriosklerose, Krebs, Diabetes mellitus, grauer Star, Arthritis, all diese schweren Erkrankungen, die in mehr oder weniger engem Zusammenhang mit freien Radikalen stehen – sie können mit Rotbusch präventiv bekämpft werden. Und zur Unterstützung konventioneller Therapien eignet er sich auch, vor allem weil er sich mit keinem Medikament auf irgendwelche Wechselwirkungen einlässt. Als alleiniges Heilmittel gegen eine bereits bestehende Krebserkrankung darf er allerdings nicht empfohlen werden – doch das liegt weniger an seinen begrenzten therapeutischen Möglichkeiten als vielmehr daran, dass bei einer Erkrankung wie Krebs kein einziges Medikament und keine einzige Heilmethode auf dieser Welt für sich beanspruchen darf, die alleinige Therapiewahrheit für sich gepachtet zu haben.

Pflegt den Darm und schmeckt

Daneben besitzt Rotbusch noch viele Heilmöglichkeiten, die man auch bei anderen Heilpflanzen findet. Dazu zählen beispielsweise seine positiven Effekte bei Darmerkrankungen, die sozusagen zu den Spezialgebieten der Heilpflanzenlehre gehören.

Gegenüber anderen darmheilenden Pflanzen hat er jedoch einen entscheidenden Vorteil: Er schmeckt gut. Eine Tasse Rotbuschtee lässt sich sehr viel leichter trinken als etwa ein Tee aus Eichenrinde, Blutwurz, Kamille oder Wermut.

Ein Kraut gegen Babys Bauchweh

Wir schrieben das Jahr 1968, als eine genervte Mutter namens Annique Theron ihrem allergischen, 14 Monate alten Baby etwas heißen Rotbuschtee in die Milchflasche mischte, weil die Milch bereits kalt geworden war. Wie viele andere Mütter auf der Welt auch, hatte die Südafrikanerin das Problem, dass ihr Baby pausenlos von Kolikattacken geplagt wurde und fortwährend schrie.

Doch dann kam der Rotbusch in die Flasche, und die Situation sollte sich schlagartig ändern. Das erste Mal in seinem Leben schlief das Baby bereits in der folgenden Nacht drei Stunden komplett durch. Auch hörte es sofort auf, sich zu übergeben – was es normalerweise mindestens einmal täglich tat. Die Krämpfe wurden von Tag zu Tag besser,

Babys trinken Rotbuschtee in der Regel sehr gern, weil er einen süßlichen Geschmack besitzt. Er zählt dadurch zu den wenigen Arzneimitteln, die keine Probleme bereiten, wenn man sie kleinen Kindern verabreichen will.

bis das Baby nach einigen Wochen schließlich völlig schmerzfrei war. Annique Theron stellte umfangreiche Nachforschungen darüber an, ob irgend jemand schon einmal ähnliche Erfahrungen mit Rotbusch gehabt hatte wie sie. Fehlanzeige! Rotbusch war wohl als gesundes Alltagsgetränk bekannt, doch von einer kolik- oder gar allergiehemmenden Wirkung wusste man bislang nichts.

Man kann dem Baby den Rotbusch pur oder gemischt mit Milch, Wasser oder Saft zu trinken geben. Seine Wirkung ist pur natürlich am größten.

Testreihe bestätigte die Neuentdeckung

Daraufhin suchte die Frau andere Mütter, deren Kinder unter Nahrungsmittelallergien litten und ständig von Kolikattacken heimgesucht wurden. 18 Frauen stellten sich und ihr Baby zu einem Rotbuschtest zur Verfügung. Das Ergebnis: Alle Babys reagierten positiv darauf, wenn Rotbusch unter ihre Nahrung gemischt wurde. In einigen Fällen verschwanden die Krankheitssymptome binnen weniger Tage. Seit diesem Ereignis vermochte Annique Theron Tausenden von Müttern und deren Babys – aber auch Erwachsenen mit allergischen Erkrankungen – durch Rotbusch zu helfen. Ihre Erfahrungen veröffentlichte sie 1970 in einem Buch mit dem Titel »Allergies: An Amazing Discovery«.

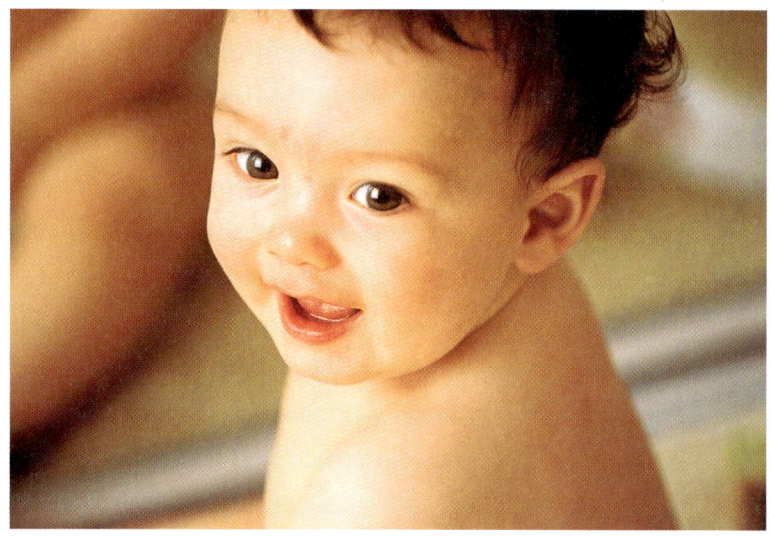

Rotbusch ist völlig reizstofffrei und kann daher ohne Risiko auch sehr kleinen Kindern zu trinken gegeben werden.

Das Rätsel der Drei-Monats-Koliken

Die berüchtigten Drei-Monats-Koliken haben schon viele Eltern zur Verzweiflung gebracht. Die Babys krümmen sich bei diesen Koliken regelrecht vor Schmerzen und schreien, aus ihrem Darm entweicht ein Wind nach dem anderen, der von pistolenschussartigen Geräuschen begleitet wird.

Von den Ärzten werden die Drei-Monats-Koliken gerne bagatellisiert, da sie keine organischen Schäden hinterlassen und – wie der Name schon sagt – nach etwa drei Monaten überstanden sind. Für die Eltern und Babys ist das freilich ein schwacher Trost. Denn die Koliken sorgen oft für schlaflose Nächte, ganz zu schweigen davon, dass schmerzgeplagte Babys weniger offen für Umweltreize sind und dadurch in ihrer geistigen Entwicklung etwas zurückbleiben (was sie freilich in den nächsten Wochen schon bald wieder aufholen).

Alternative Heilmethoden zeigen oft nur begrenzten Erfolg: Die Homöopathie hilft nur, wenn man genau das passende Mittel für das Baby und seine persönlichen Merkmale gefunden hat.

Auch der viel zitierte und gern empfohlene Anis-Kümmel-Fenchel-Tee hilft wohl gegen die Blähungen Erwachsener, doch bei den Darmkoliken der Babys bleibt er entweder wirkungslos oder aber die Babys weigern sich standhaft, ihn zu trinken.

Kleine Jungen müssen häufiger leiden

Die Ursachen der Drei-Monats-Koliken sind noch ungeklärt. Es gibt viele Thesen, doch keine gesicherte Erkenntnis. Erwiesen ist, dass Jungen häufiger betroffen sind als Mädchen. Allein diese These spricht dafür, dass die Koliken eher in den geschlechtlichen Entwicklungsunterschieden begründet sind, und damit würden ihre Ursachen in Erbgut und Hormonen liegen, die bekanntermaßen nur schwer beeinflussbar sind.

Andere Wissenschaftler vermuten hinter den Babykrämpfen eine Allergie oder Unverträglichkeit gegenüber Stoffen, die sich entweder im Milchersatz oder aber in der Nahrung der Mutter befunden haben

In Südafrika wird Rotbusch mit großem Erfolg angewandt, um die Drei-Monats-Koliken der Babys in den Griff zu bekommen.

und über die Muttermilch weitergegeben werden. Doch gerade im letzteren Fall ist es überaus mühselig, den problematischen Nahrungsbestandteil herauszufinden. Wenn man meint, ihn endlich gefunden zu haben, ist die Drei-Monats-Kolik meist wieder vorbei.

Mit Rotbusch gegen das Kolikproblem

Rotbuschtee besitzt – unabhängig von den Ursachen – beste Linderungschancen bei den Drei-Monats-Koliken:

▶ Er besitzt ein Profil aus Flavonoiden, das in hohem Maß krampflösend auf die Darmmuskeln wirkt.

▶ Er enthält antiallergische Wirkstoffe, die besonders bei Nahrungsmittelallergien helfen.

▶ Er schmeckt fruchtig-süß und kommt dadurch dem natürlichen Bedürfnis von Babys nach Süßem entgegen. Die Erfahrung zeigt immer wieder, dass Babys und Kleinkinder Rotbuschtee sehr gerne trinken – ganz im Unterschied etwa zum Anis-Kümmel-Fenchel-Tee.

▶ Er ist vielseitig einsetzbar. Man kann ihn pur ins Fläschchen geben oder ihn mit der Muttermilch, dem Milchersatz oder einem Saftgetränk mischen (am besten im Verhältnis 1:1). Wichtig ist, dass das Getränk angenehm warm ist. Rotbusch enthält so gut wie keine Kalorien, so dass keine Gefahr besteht, das Baby zu überfüttern.

Lange Zeit war nicht sicher, ob Babys wirklich eine angeborene Vorliebe für Süßes haben. Wissenschaftliche Untersuchungen an Neugeborenen, die man vor dem ersten Stillen zwischen unterschiedlichen Geschmacksrichtungen wählen ließ, lassen jedoch keine Zweifel mehr daran.

Die ideale Flaschennahrung

Die beste Kost für Babys in den ersten sechs Monaten ist Muttermilch. Sie enthält genau die notwendigen Nährwerte und sorgt außerdem für einen natürlichen Allergieschutz. Nicht immer reicht jedoch die zur Verfügung stehende Muttermilch aus, mitunter wird auch aufs Stillen verzichtet.

In diesem Fall müssen die Babys teilweise oder ganz mit muttermilchfremden Nahrungsmitteln gefüttert werden – und das führt nicht selten zu Problemen. Wer beispielsweise den Babys Früchtetees oder Fruchtsäfte zum Trinken gibt, riskiert schwere Schäden am wachsenden Gebiss, da diese Getränke oft große Mengen an Zuckerzusätzen enthalten. Hier ist der Rotbusch eine Alternative der ersten Wahl. Denn er schmeckt süß, ohne Zucker zu enthalten. Mit anderen Worten: Das natürliche Verlangen des Kindes nach Süßem wird durch Rotbusch gestillt, ohne seine wachsenden Zähne mit gefährlichem Einfachzucker zu attackieren.

Heilwirkung gegen viele Beschwerden

Rotbusch gegen Allergien

Die Erfahrungen von Annique Theron mit Rotbusch für Babys konnten durch klinische Beobachtungen zum Teil belegt werden. Seine Heilungschancen sind offenbar bei Nahrungsmittelallergien, die ihren Ausgang vom Verdauungstrakt nehmen, besonders groß. In einigen Fällen hilft er aber auch bei Allergien, die sich in den Atemwegen oder auf der Haut zeigen.

Noch herrscht allerdings keine letzte Gewissheit darüber, welche Rotbuschwirkstoffe auf welche Weise verantwortlich für diese Effekte sind. Im Blickpunkt der Wissenschaftler stehen vor allem seine Flavonoide. Besonders gut untersucht ist sein Querzetin, das man ja auch in anderen Heilpflanzen findet. Von ihm ist bekannt, dass es die Arbeit der Mastzellen beeinflusst. Diese weißen Blutkörperchen produzieren beim Allergiker zu viel Histamin, das im Körper entzündliche Reaktionen hervorruft. In Nase, Mund und Augen entsteht ein Juckreiz, die Schleimbildung in den Bronchien wird verstärkt, der Magen produziert mehr Säure als sonst und im Darm kommt es zu Krämpfen mit der Folge Durchfall. Querzetin kann nun die Histaminausschüttung aus den Mastzellen blockieren und dadurch auch die genannten allergischen Symptome lindern. Ein weiterer interessanter Rotbuschwirkstoff ist das Flavonoid Aspalathin, das lediglich im Rotbusch und sonst in keiner anderen Pflanze zu finden ist.

Es ähnelt in seinem Aufbau anderen Pflanzenstoffen, die als spasmolytisch bezeichnet werden – darunter versteht man die Fähigkeit, die Darmmuskulatur zu entspannen und dadurch Krämpfe im Darmbe-

Beim Allergiker produziert das Immunsystem zu viel Histamin, und dieser Stoff ist ein wichtiger Entzündungsmediator, der allergische Symptome wie Niesen, Asthma und Durchfall auslöst. Durch Rotbusch kann die Histaminausschüttung gebremst werden.

reich zu lösen. Darüber hinaus besitzt Aspalathin nahezu identische Wirkungen wie das Enzym Superoxiddismutase (SOD), und dieser Stoff entschärft aggressive Sauerstoffverbindungen (die berüchtigten freien Radikale), die unser Immunsystem irritieren und entzündliche Reaktionen im Körper fördern.

Sehr wahrscheinlich wirkt Aspalathin aber auch noch auf andere Weise modulierend auf unser Immunsystem – dies herauszufinden, wird zu den wichtigen Aufgaben der Rotbuschforschung in den nächsten Jahren gehören.

Rotbusch schützt unser Immunsystem vor dem Angriff aggressiver Moleküle. Dadurch wird unser Immunzustand stabilisiert und wir neigen weniger zu allergischen Überreaktionen.

Rotbusch für die Haut

1973 entwickelte Annique Theron eine Hautcreme auf Rotbuschbasis. Sie benutzt sie selbst, und ihr frisches Endvierzigeraussehen mit fast 70 Jahren gibt der Frau Recht. Wissenschaftler wissen außerdem mittlerweile darum, dass Rotbusch ähnlich antioxidative und damit hautverjüngende Eigenschaften wie grüner Tee besitzt – und den setzt die hiesige Kosmetikindustrie ja schon länger vielen ihrer Hautpflegemittel zu.

Auf einem japanischen Kongress über die Fortschritte der Teeforschung wurde außerdem von positiven Effekten des Rotbuschs bei unterschiedlichen Hauterkrankungen berichtet. Demzufolge unterstützt er den Heilungsverlauf von Windelausschlägen, Lichtdermatosen, Sonnenbrand und Nesselsucht, er hilft sogar bei der Behcet-Krankheit, einer chronischen Geschwürkrankheit, die von der Mund- und Genitalschleimhaut ausgeht und bei schwerem Verlauf zur Erblindung führen kann.

Rotbusch für das Verdauungssystem

Rotbusch wird in der Volksmedizin schon lange zur Behandlung von Darmerkrankungen eingesetzt, vor allem bei Durchfall und Koliken. Dabei kommt ihm eine ganze Reihe seiner Wirkstoffe zugute. Seine Gerbstoffe härten die Schleimhaut des Darms ab und machen sie widerstandsfähiger gegenüber Infektionen, außerdem entziehen sie dem

Darminhalt Wasser. Seine Flavonoide Querzetin und Aspalathin entspannen die Darmmuskulatur und wirken dadurch krampflösend. Einige seiner Phenolsäuren und Flavonoide wirken außerdem antibiotisch, können also direkt Infekte im Darm attackieren – wobei sie im Unterschied zu den meisten synthetischen Antibiotika die Nutzbakterien im Darm in Ruhe lassen.

Rotbusch enthält außerdem kein magensaftanregendes Koffein. Er ist dadurch wesentlich besser bekömmlich für das Verdauungssystem als Kaffee und Tee.

Hier hilft Rotbuschtee

Allergien
▶ Hausstauballergien
▶ Heuschnupfen
▶ Nahrungsmittelallergien

Hautprobleme
▶ Altershaut
▶ Ekzeme
▶ Lichtdermatosen
▶ Nesselsucht
▶ Sonnenbrand
▶ Windeldermatitis

Herz-Kreislauf-Erkrankungen
▶ Arteriosklerose
▶ Durchblutungsstörungen

Krebserkrankungen
▶ Lungenkrebs
▶ Hautkrebs
▶ Darmkrebs
▶ Magenkrebs

Magen-Darm-Probleme
▶ Darmentzündungen
▶ Drei-Monats-Koliken
▶ Durchfall
▶ Magenschleimhautreizung

Psychische Beschwerden
▶ Depressive Verstimmungen
▶ Nervöse Unruhe
▶ Schlafstörungen
▶ Spannungskopfschmerzen

Stoffwechselerkrankungen
▶ Diabetes mellitus
▶ Übergewicht

Probleme im Mund- und Rachenbereich
▶ Aphthen
▶ Karies
▶ Mundschleimhautentzündung
▶ Zahnfleischentzündungen

Sein kräftiges Rotbraun entwickelt Rotbuschtee nur, wenn er mit heißem Wasser aufgebrüht wird. Bei einem Kaltaufguss färbt er sich gelbbraun.

Rotbusch für die Diät

Nicht unterschätzen darf man die geschmackliche und diätetische Komponente von Rotbusch: Er schmeckt süß, enthält aber so gut wie keine Kalorien und keinen Zucker, seinen Geschmack verdankt er vielmehr zwei Flavononen und seiner breiten Palette an flüchtigen Ölen. Dies bedeutet konkret: Er befriedigt unser natürliches Verlangen nach Süßem, ohne uns mit dick machendem, Karies förderndem und vitaminraubendem Zucker zu bombardieren. Dadurch eignet er sich vorzüglich zur Unterstützung einer Diät.

Wer Rotbuschtee für längere Zeit im Mund behält, spürt einen angenehm zusammenziehenden Effekt. Diese so genannte adstringierende Wirkung hilft bei Entzündungen von Rachenschleimhaut und Zahnfleisch.

Rotbusch für Zähne und Mundschleimhaut

Rotbusch enthält große Mengen an Fluor, das für die Härtung unseres Zahnschmelzes gebraucht wird. Seine Gerbstoffe wirken außerdem adstringierend (zusammenziehend) auf das Zahnfleisch und die Mundschleimhaut – ein Effekt, den man deutlich spüren kann, wenn man den Rotbuschtee für längere Zeit im Mund behält oder mit ihm gurgelt. Er sorgt dafür, dass der Mundraum weniger anfällig für Infekte und Entzündungen wird.

Rotbusch für die Psyche

Rotbusch wird in Südafrika schon seit langem zur Bekämpfung von Nervosität, Schlafstörungen und depressiven Verstimmungen eingesetzt. Chemische Analysen zeigen in der Tat, dass er Flavonoide enthält, die man auch in Johanniskraut in großen Mengen findet – und dieses Heilkraut feierte in den letzten Jahren seinen Durchbruch als Heilmittel bei leichten und mittelschweren Depressionen sowie bei Ängsten, nervöser Unruhe, Schlafstörungen und psychisch bedingten Spannungskopfschmerzen.

Nicht unterschätzt werden darf die Rolle, die der typische Farbton von Rotbuschtee dabei spielen kann, der in seiner Leuchtkraft an den Sonnenuntergang am südafrikanischen Kap erinnert. Psychologen haben in jüngerer Zeit herausgefunden, dass Farben stark auf unser seelisch-körperliches Wohlbefinden wirken können. Für den Rotbusch heißt das: Seine Abendrottönung erzeugt bei uns bereits Gefühle von wohliger Wärme, bevor wir ihn getrunken haben – ein Effekt, der die beruhigende Wirkung seiner chemischen Inhaltsstoffe wahrscheinlich unterstützt.

Rotbusch zur Vorbeugung von Krebserkrankungen

Durch sein breites Profil an Flavonoiden besitzt der Rotbusch ähnlich Krebs hemmende Eigenschaften wie der grüne Tee. Beide können aggressiven freien Radikalen – die als einer der Hauptauslöser für Krebserkrankungen gelten, da sie die Zellmembranen durchdringen und das Erbgut der Zellen verändern können – den Wind aus den Segeln nehmen. Darüber hinaus hemmen sie bestimmte Krebs auslösende Enzyme in unserem Organismus. Einige Flavonoide sind schließlich imstande, in direkte Wechselwirkung mit dem Erbgut der Zellen zu treten. Ihr Trick besteht dann darin, genau diejenigen Stellen am Erbmaterial zu besetzen, an dem sonst Krebs erregende Stoffe andocken würden. Mit anderen Worten: Sie setzen unserem Erbmaterial eine Maske auf, so dass es von Krebs auslösenden Stoffen – den Kanzerogenen – nicht mehr erkannt und angesteuert wird.

Bei den meisten Kopfschmerzen handelt es sich nicht etwa um Migräne, sondern um psychisch bedingte Spannungskopfschmerzen. Der beruhigende Rotbusch bietet daher bei Kopfschmerzen große Heilungschancen.

Mit Rotbusch gegen Arteriosklerose

Rotbusch hemmt die Bildung von Arterienverkalkungen, der so genannten Arteriosklerose. Dies bewirkt er hauptsächlich dadurch, dass er als Radikalefänger und Antioxidans aggressive Substanzen daran hindert, negative Veränderungen an den Blutgefäßwänden in Gang zu setzen. Darüber hinaus senkt er den Zuckerspiegel im Blut, dessen erhöhte Werte ebenfalls die Arteriosklerose fördern.

Von großer Bedeutung ist außerdem die Tatsache, dass die Rotbuschflavonoide das Vitamin C in seiner Arbeit unterstützen und seine Wirkungsdauer strecken. Denn diesem Vitamin wird mittlerweile eine entscheidende Rolle bei der Vorbeugung von Arteriosklerose und ihren Folgeerkrankungen wie dem Herzinfarkt zugeschrieben.

Vorbeugen und heilen von A bis Z

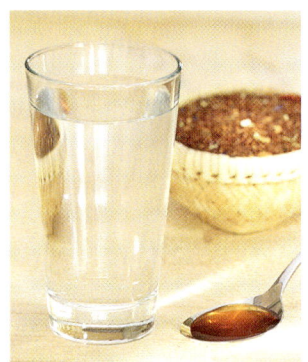

Der Rotbuschtee – einfach und schnell zubereitetes Heilmittel.

Aphthen (Mundgeschwüre)

Symptome

Bei Aphthen handelt es sich um weiße Flecken in der Mundschleimhaut, die von einem roten, entzündeten Rand umgeben sind. Sie können beim Essen starke Schmerzen verursachen und befinden sich vor allem an Wangen, Zunge und Gaumen.

Auslöser und Ursachen

Die Auslöser der Aphthen bleiben meistens unklar, in jüngerer Zeit werden vor allem allergische Reaktionen auf bestimmte Gifte diskutiert, wie sie sich z. B. in behandeltem Obst und Gemüse befinden.

So hilft Rotbusch

▶ Rotbusch zählt zu den Heilpflanzen mit ausgesprochen starken entzündungshemmenden Wirkungen auf die Schleimhäute.

▶ Darüber hinaus wirkt er antiallergisch, was vor dem Hintergrund, dass Aphthen möglicherweise durch Allergien auf Gifte ausgelöst werden, von Bedeutung ist.

▶ In einer japanischen Studie wurde Rotbusch mit Erfolg bei der Therapie der Behcet-Krankheit eingesetzt, einer schweren aphthösen Erkrankung von Mund- und Genitalschleimhaut.

Anwendung: Spülen Sie den Mund 4- bis 5-mal pro Tag mit hoch konzentriertem Rotbuschtee. Nehmen Sie dazu 1 Esslöffel Rotbuschkraut auf 1 Tasse Wasser, und lassen Sie den Tee 5 Minuten lang ziehen.

Zusätzliche Maßnahmen

Besonders stark schmerzende Stellen werden mit einem Wattebausch betupft, der in Salbeitinktur getaucht wurde.

Die Mundschleimhaut besitzt enge Verflechtungen mit unserer Psyche. Als erwiesen gilt, dass ständiger Stress, gepaart mit Ängsten und Aggressionen, die Mundschleimhaut trockener und dadurch anfälliger für Infektionen und Entzündungen macht.

Arteriosklerose (Gefäßverkalkung)

Symptome

Die Arteriosklerose verläuft schleichend, die allmählichen Verengungen der Blutgefäße werden vom Betroffenen meistens erst dann bemerkt, wenn sie zu einer schweren Herz-Kreislauf-Erkrankung geführt haben. Zu den Folgeerkrankungen der Arteriosklerose gehören Angina pectoris, Herzinfarkt, Herzschwäche und Schlaganfall.

Auslöser und Ursachen

Die Arteriosklerose eines Blutgefäßes beginnt mit einer Schädigung in der Gefäßwand, wobei das Risiko hierfür durch Bluthochdruck deutlich zunimmt. Die geschädigte Stelle wird von cholesterinreichen Substanzen besiedelt, wobei die Oxidation – also der Einfluss von freien Radikalen – eine große Rolle spielt. Die Cholesterinplaques machen die Blutgefäße unelastisch und eng und regen außerdem das Blut zur Verklumpung an. Dadurch wird der Blutfluss erheblich gestört – in der Folge kann es zu Versorgungsstörungen wie Angina pectoris und Herzinfarkt kommen.

Zu den Faktoren, die den Ausbruch von Arteriosklerose fördern, zählen Bluthochdruck, Rauchen (vor allem durch die dabei entstehenden freien Radikale), Übergewicht, hohe Cholesterinwerte im Blut und Bewegungsmangel. Auch chronischer Mangel an Vitamin C fördert die Arteriosklerose.

So hilft Rotbusch

Rotbusch verhindert die Anlagerung von cholesterinreichen Plaques auf mehrfache Weise:

▶ Er enthält antioxidative Substanzen (Vitamin C, Flavonoide), die verhindern, dass bestimmte Fettverbindungen in unserem Blutkreislauf oxidieren und sich arteriosklerotische Veränderungen in Gang setzen.

▶ Seine Flavonoide hemmen die Bildung des Blutgerinnungsstoffs Thromboxan A2, der ansonsten die Neigung des Bluts erhöht, an Fettablagerungen in den Adern zu verklumpen. Die reichhaltige Zufuhr von Flavonoiden durch Rotbusch bedeutet also, dass der Anteil

Cholesterin spielt eine Hauptrolle in der Entstehung von Herz-Kreislauf-Erkrankungen. Erst kürzlich wurde eine Studie an über 4400 Herz-Kreislauf-Patienten in Schweden abgeschlossen. Sie ergab deutliche Hinweise darauf, dass die Senkung des Cholesterinspiegels zur Besserung arteriosklerotischer Veränderungen beitragen kann.

von Thromboxan A2 und damit auch das Risiko von Verschlüssen in den Blutgefäßen sinkt. In einer holländischen Studie konnte nachgewiesen werden, dass Menschen mit hoher Flavonoidaufnahme ein deutlich geringeres Risiko haben, schwere Herz-Kreislauf-Erkrankungen zu erleiden.

▶ Vitamin C ist ein sehr labiles Vitamin, die Rotbuschflavonoide sind jedoch in der Lage, es in seiner Wirkung zu stabilisieren. Da dem Vitamin C mittlerweile große Bedeutung als »fettabkratzender Rohrputzer« der Blutgefäße zugeschrieben wird, kommt gerade in diesem Zusammenhang dem Rotbusch als ergiebige Flavonoid- und Vitamin-C-Quelle eine wichtige Rolle bei der Vorbeugung und Therapie von Arteriosklerose zu.

Anwendung: Trinken Sie täglich mindestens 1, besser 1 1/2 Liter Rotbuschtee, am besten zu den Mahlzeiten.

Zusätzliche Maßnahmen

▶ Stellen Sie Ihre Ernährung um: Essen Sie weniger Fleisch, dafür mehr Obst und Gemüse. Besonders wichtig sind die beiden Zwiebelpflanzen Knoblauch und Küchenzwiebel. Sie enthalten Alliin, Allizin und Ajoen, die eine stark hemmende Wirkung auf die Blutgerinnung besitzen. Dadurch wird das Risiko von Blutgerinnseln deutlich verringert.

▶ Wer allerdings einen nennenswerten Effekt auf sein Herz-Kreislauf-System erzielen will, muss mindestens vier Gramm frischen Knoblauch oder 200 Gramm frische Zwiebeln pro Tag essen.

▶ Reduzieren Sie den Alkohol- und Nikotinkonsum. Nikotin ist ein Gefäßgift und daher einer der Hauptfeinde unserer Blutgefäße. Alkohol fördert in größeren Mengen ebenfalls die Arteriosklerose, indem er unseren Stoffwechsel negativ beeinflusst.

▶ Geringe Mengen an Alkohol verringern zwar das Risiko von Herz-Kreislauf-Erkrankungen. Noch wird unter Wissenschaftlern allerdings gestritten, wo die nützliche Menge aufhört und die schädliche Menge beginnt. Auf Nummer Sicher geht, wer Nahrungsmittel mit hohem Nährwert und geringem Alkoholgehalt bevorzugt. Hier ist an erster Stelle der Kefir zu nennen.

Cholesterin nehmen wir in erster Linie durch tierische Nahrungsmittel auf. Besonders reichlich ist dieser Fettstoff in Innereien, Butter und Eigelb enthalten. Das Frühstücksei mit üppig gebuttertem Toast dazu ist also eine wahre Cholesterinbombe!

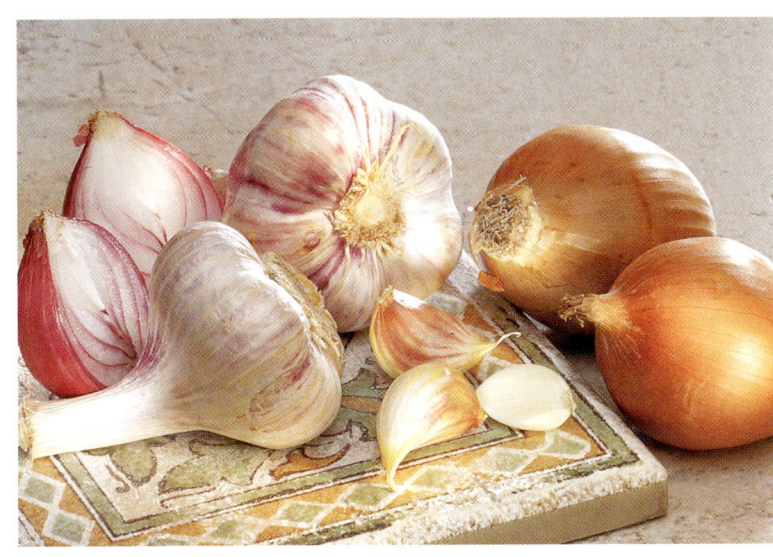

Gesundheit pur in Knoblauch und Zwiebeln – hauptverantwortlich für ihre gefäßpflegende Wirkung und den Schutz vor Ablagerungen in den Blutbahnen sind die Inhaltsstoffe Alliin und Allizin.

Blutarmut (Anämie)

Symptome

Blutarmut zeigt sich durch rasche Ermüdbarkeit, Blässe, Schwindelanfälle und dünnes Haar, mitunter kommt es zu Lippenrissen und Ohrensausen. Bei Schwangeren ist Blutarmut alles andere als eine Bagatelle, da sie das Fehlgeburtenrisiko um ein Vielfaches erhöht.

Auslöser und Ursachen

Hauptursachen sind falsche Ernährung und Eisenverwertungsstörungen. Frauen sind häufiger betroffen als Männer. Vegetarisch ernährte Kinder sind besonders gefährdet, insbesondere wenn sie zu wenig Hülsenfrüchte, grünes Gemüse oder Nüsse essen.

So hilft Rotbusch

▶ Blutarmut geht in den meisten Fällen Hand in Hand mit Eisenmangel. Rotbusch besitzt nicht nur hohe Eisenwerte, sondern enthält daneben reichlich Vitamin C, wodurch das Metall besser von unserem Körper aufgenommen wird.

Besonders bei älteren Menschen tritt Blutarmut auch durch einen Vitamin-B12-Mangel auf, der durch Störungen der Magenschleimhautfunktion verursacht wird. Neben Blässe, Appetitlosigkeit und rascher Ermüdbarkeit gehört Kribbeln in Händen und Füßen dabei zu den typischen Symptomen.

45

▶ Sein Gehalt an eisenresorptionshemmenden Tanninen ist im Unterschied zu schwarzem Tee vernachlässigbar gering.

Anwendung: Trinken Sie täglich 1 bis 1 1/2 Liter Rotbuschtee, vor allem zu den Mahlzeiten. Trinken Sie nur den ersten Aufguss, nicht aber den zweiten oder dritten, da hier der Vitamin-C-Gehalt nur noch von geringer Bedeutung ist.

Zusätzliche Maßnahmen

Vorsicht vor Magensäurehemmern und Verdauungshelfern! Die gängigen Mittel gegen Sodbrennen wie »antacidum OPT«, »Aludrox«, »Andursil N«, »Dystomin M«, »Rennie« usw. enthalten Metallverbindungen, die sich in unserem Organismus als echte Eisenfresser betätigen. Deshalb sollten sie nicht über längere Zeit eingenommen werden. Rotbusch ist da schon die bessere Alternative. Auch er hilft bei Sodbrennen, doch gleichzeitig versorgt er unseren Körper mit Eisen.

Darmentzündungen

Symptome

Eine Darmentzündung zeigt sich durch anhaltenden Durchfall und Blähungen, oft auch durch eine Verfärbung des Stuhls und krampfartige Bauchschmerzen.

Achtung: Zeigen sich außerdem Fröstelgefühl und eine starke Muskelanspannung im rechten Unterbauch, besteht der Verdacht auf eine akute Blinddarmentzündung. In einem solchen Fall muss der Patient dringend sofort ins nächste Krankenhaus eingeliefert werden, wo dann je nach Schweregrad eine antibiotische oder operative Behandlung erfolgen kann.

Auslöser und Ursachen

Infektionen können Wegbereiter für eine Entzündung im Darm sein. Dickdarmentzündungen zeigen aber auch einen starken Zusammenhang mit psychischen Belastungen. Vor allem Patienten mit Colitis ulcerosa, der geschwürigen Dickdarmentzündung, verhalten sich im Sozialleben oft sehr angepasst und haben fortwährend das Bedürfnis,

Bei Darmentzündungen müssen Sie zum Arzt:
▶ **Wenn Ihr Stuhl dunkle Blutspuren zeigt**
▶ **Wenn die kolikartigen Bauchschmerzen immer länger dauern**
▶ **Wenn Sie sich heftig erbrechen müssen**
▶ **Wenn Ihre Darmbeschwerden mit Kreislaufschwäche verknüpft sind**
▶ **Wenn die Rotbuschkur binnen einer Woche keine deutliche Linderung der Beschwerden bringt**

Die Rosendorffsche Bauchmassage

▶ Diese Massage durchblutet die Verdauungsorgane und entspannt Geist und Körper.

▶ Die beiden Übungen dürfen ruhig fünf bis zehn Minuten dauern. Die Wirkung wird intensiviert, wenn Sie die Hände vorher mit Johanniskrautöl (»Rotöl«) befeuchten.

▶ Legen Sie sich auf den Rücken, und streichen Sie mit der flachen Hand in langsamen Kreisen im Uhrzeigersinn weich über den ganzen Bauch, von außen nach innen, wie eine Spirale, wobei der Nabel das Zentrum bildet.

▶ Danach wieder von innen zurück nach außen.

▶ Schließlich führen Sie die Hand gerade vom Brustbein aus nach unten über den Bauch. Machen Sie diese Bewegung sehr langsam, und stellen Sie sich vor, wie die Wärme aus der Hand in Ihren Bauchraum vordringt.

es jedem recht zu machen. Auch neigen sie dazu, aus Angst vor Ablehnung oder vor Verlust einer geliebten Person Gefühle wie Zuneigung und Aggressionen zu verbergen.

So hilft Rotbusch

▶ Rotbusch hemmt Entzündungen und das Wachstum von Bakterien, die an einer Darmentzündung beteiligt sein können.

▶ Seine Flavonoide wirken spasmolytisch, d. h., sie lösen Verkrampfungen der Darmmuskulatur.

▶ Seine Gerbstoffe helfen gegen den Durchfall, indem sie Wasser aus dem Darminhalt binden.

Anwendung: Trinken Sie täglich etwa 1 1/2 Liter Rotbuschtee, vor allem zu den Mahlzeiten.

Zusätzliche Maßnahmen

▶ Meiden Sie fettreiche Speisen, essen Sie generell nur wenig (am besten nur etwas Zwieback und ein paar ungeschälte Apfelstücke)

▶ Trinken Sie dafür umso mehr!

▶ Gönnen Sie sich viel Ruhe und Entspannung.

Wohltuend und lindernd sind bei Darmentzündungen warme Bauchwickel. Tränken Sie dazu ein Handtuch in heißem Wasser, wringen Sie es gut aus und wickeln es um den Leib. Darüber kommt ein zweites, trockenes Handtuch. Legen Sie sich für 30 Minuten gut zugedeckt ins Bett.

Wenn Sie unter chronischer Darmentzündung leiden, ist eventuell psychotherapeutische Hilfe angezeigt, um den seelischen Hintergründen der Krankheit auf die Spur zu kommen.

Depressive Verstimmungen

Symptome

Depressive Verstimmungen können sich durch eine Vielzahl von Symptomen zeigen. Zu ihnen gehören andauernde Müdigkeit und Energieverlust, Schlafstörungen (besonders in der Form allzu frühen Erwachens und anschließendem Wachliegen) sowie Appetitstörungen. Dabei können sowohl Appetitlosigkeit als auch ein vermehrter Essdrang vorkommen.

Eher seelische Symptome sind nachlassende Lebensfreude, Verlust des Interesses an gewohnten Vorlieben oder Aktivitäten sowie Schuldgefühle oder das Gefühl, nutzlos zu sein. Quälend können Zustände von Angst und innerer Unruhe sein, verbunden mit Konzentrationsschwäche und Unentschlossenheit.

Wie sich diese Symptome im Einzelfall präsentieren, kann von Person zu Person sehr unterschiedlich sein.

Auslöser und Ursachen

Manchmal ist vermutlich das Erbgut ein wichtiger Faktor. Depressionen sind teilweise genetisch bedingt. Wer in seiner nächsten Blutsverwandtschaft einen Depressiven besitzt, trägt ein Erkrankungsrisiko von 10 bis 20 Prozent.

Auch Störungen im Neurotransmitterhaushalt kommen als Ursache infrage. Depressive Patienten zeigen in der Regel eine verringerte Aktivität des Gute-Laune-Hormons Serotonin und in der Nacht eine verringerte Aktivität von Melatonin, das eigentlich zu den wichtigen Steuerungsinstrumenten eines erholsamen Schlafs gehört.

Bei einigen Menschen kommt es im November zur so genannten Winterdepression. Ihre typischen Merkmale sind Schlafstörungen, Müdigkeit und Heißhunger auf Süßes. Ursache sind die kürzer werdenden Tage und die kürzer werdenden Perioden des Tageslichts. Der

Bei schweren Depressionen besteht Selbstmordgefahr, die Betroffenen sind außer Stande, ihrem Beruf nachzugehen oder an familiären Aktivitäten teilzunehmen. Diese Patienten sind ein Fall für einen Nervenfacharzt.

Lichtmangel führt dazu, dass der Melatonin-Serotonin-Haushalt im Gehirn aus der Balance gerät – diese beiden Neurotransmitter spielen bei der Entstehung unserer Stimmungen eine entscheidende Rolle.

Erlernte Verhaltensweisen tragen ebenso eine Menge dazu bei, wie anfällig jemand für depressive Verstimmungen ist. Wer als Kind lernt, ein halbvolles Glas mit Wasser grundsätzlich als halbleeres Glas und die Welt eher von der pessimistischen Seite her zu betrachten, besitzt ein höheres Risiko als ein Mensch, der unter optimistischen Zeichen aufwächst.

Sehr belastende Ereignisse wie Trauerfälle, Trennungen, Scheidungen, berufliche und finanzielle Rückschläge, unglückliche Liebe – alles, was uns in irgendeiner Weise frustriert, kann die Entstehung einer Depression begünstigen.

So hilft Rotbusch

▶ Rotbusch enthält mit Querzetin und Querzitrin zwei Stoffe in großen Mengen, die man auch im depressionshemmenden Johanniskraut findet. Die beiden Flavonoide sorgen dafür, dass in unserem Gehirn das stimmungsaufhellende Hormon Serotonin aktiv gehalten wird. Darüber hinaus stabilisieren sie den Schlaf, der ja bei Depressiven sehr oft gestört ist.

▶ Ein weiterer Vorteil von Rotbusch: Aufgrund seiner flüchtigen Öle und seiner Flavonone schmeckt er fruchtig-süß. Vor allem winterlich depressiv gestimmte Menschen entwickeln jedoch oft einen Heißhunger auf Süßes (hervorgerufen durch das gestörte Gleichgewicht von Serotonin und Melatonin). Für sie kann der Rotbusch eine zucker- und kalorienfreie Alternative für Schokolade und Kuchen sein.

Rotbusch ist angezeigt bei gelegentlichen depressiven Verstimmungen und leichterer Melancholie, bei denen der Patient noch handlungsfähig ist und keine Selbstmordgedanken äußert.

Aromatherapie gegen trübe Stimmung

Geeignete Aromaöle sind:

▶ Bergamotte
▶ Geranium
▶ Jasmin
▶ Lorbeer
▶ Neroli
▶ Sandelholz
▶ Ylang-Ylang

Anwendung: Trinken Sie täglich mindestens 1 1/2 Liter Rotbuschtee. Vor dem Schlafengehen sollten Sie noch einmal 2 Tassen trinken. Rotbusch treibt nicht, Sie müssen also keine Angst haben, dass Sie mitten in der Nacht auf die Toilette gehen müssen.

Zusätzliche Maßnahmen

▶ Düfte wirken besonders in den tieferen Zonen unserer Psyche. Bestimmte ätherische Öle (siehe Kasten Seite 49) helfen daher depressiven Menschen, sich von ihren Minderwertigkeitsgefühlen zu befreien. Sie können die Düfte nach Ihren individuellen Vorlieben zusammenmischen. Man kann dann das Duftgemisch entweder in einer Duftlampe im Schlaf- oder Wohnzimmer verdampfen lassen oder auch als Badezusatz verwenden.

▶ Es gibt für den Depressiven kein besseres Umfeld als eine intakte Familie und sein gewohntes Heim. Hier kann das Angebot von Zuwendung und Trost rund um die Uhr aufrechterhalten werden. Völlig falsch ist es, den Kranken auf Kur oder in Urlaub zu schicken. Dort käme er in eine fremde Umgebung, was seine psychische Angespanntheit nur verstärken würde.

▶ Wohltuend und aufmunternd ist jede Art von sportlicher Betätigung. Regelmäßige körperliche Bewegung lenkt die Gedanken auf das Körperliche ab und erzeugt – wenn sie wohldosiert wird – angenehme Empfindungen. Darüber hinaus fördert sie die Ausschüttung von glückssteigernden Hormonen. Schließlich sorgt hobbymäßig betriebener Ausgleichssport für Erfolgserlebnisse – und die gelten als natürlicher Feind der Depression.

▶ Hauptursache der Winterdepression ist Lichtmangel. Parallel zur Rotbuschtherapie sollten Sie daher auch möglichst häufig an die frische Luft gehen – auch an trüben Tagen ist die Lichteinstrahlung im Freien besser als in geschlossenen Räumen. Die Installation einer Tageslichtlampe im Büro sollte ebenfalls erwogen werden.

▶ Ein entscheidender Faktor ist die Ernährung. Versuchen Sie, fettreiche und zuckerhaltige Nahrungsmittel zu meiden. Auch Lebensmittelfarbstoffe, extreme Unverträglichkeiten von Erdnüssen, Eiern, Milch oder Fisch können die Ursache von Depressionen sein.

Erliegen Sie nicht der Versuchung, aus Frust Ihren Kühlschrank leer zu essen. Fettreiche Speisen schlagen nicht nur auf den Magen, sondern auch auf die Stimmung. Schokolade enthält zwar depressionshemmende Substanzen, doch ihre Wirkung ist schon nach einigen Minuten vorbei – dafür halten die Kalorien der Schokolade umso länger vor.

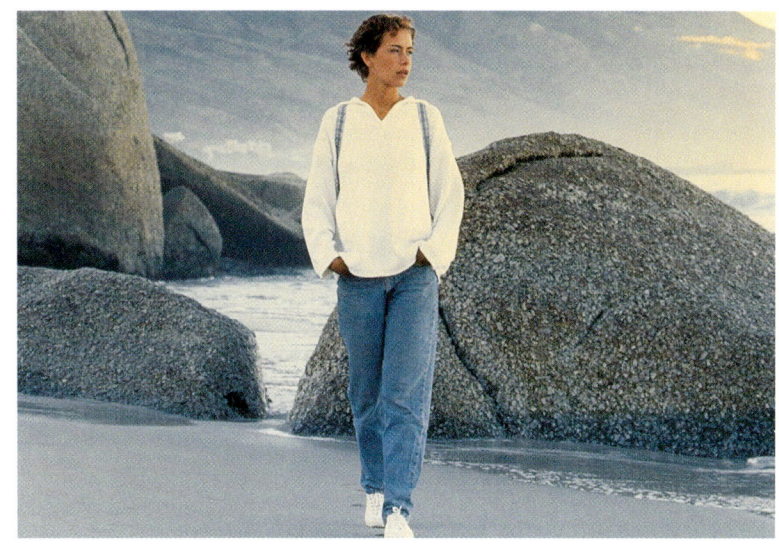

In den trüben und dunklen Wintermonaten kann es zu depressiven Verstimmungen kommen. Dann sind lange Spaziergänge an der frischen Luft – auch bei ungemütlichem Wetter – besonders wichtig.

Durchfallerkrankungen

Symptome

Unter Durchfall versteht man sehr weichen und ungeformten bis wässrigen Stuhl, starken und häufigen Stuhldrang und heftige Unterleibskrämpfe. Begleitet sind diese Symptome von einem ausgeprägten Schwächegefühl. In schweren Fällen kommen manchmal auch Kopfschmerzen, Fieber oder Erbrechen hinzu.

Auslöser und Ursachen

Für Durchfall kann es zahlreiche Ursachen geben. Es kann eine schwer wiegende Erkrankung wie Ruhr, Colitis, Darmgrippe, Cholera, Typhus etc. dahinter stecken. Auch seelische Ursachen wie Stress, Angst und unterdrückte kindliche Anlehnungsbedürfnisse kommen als Auslöser infrage. Häufig werden Durchfälle durch Ernährungsfehler oder den Missbrauch von Medikamenten oder Genussgiften ausgelöst, z. B. durch den übermäßigen Konsum von Zigaretten, Alkohol und Abführmitteln oder durch Lebensmittelvergiftungen und Allergien gegen bestimmte Nahrungsmittel.

Der Durchfall muss vom Arzt untersucht werden:
▶ **Wenn er länger als zwei Tage dauert**
▶ **Wenn Symptome wie Fieber und Gliederschmerzen auftreten**
▶ **Wenn der Stuhl Blut enthält**
▶ **Wenn der Durchfall kurz nach einem Aufenthalt in südlichen Ländern aufgetreten ist**
▶ **Wenn es auch während des Schlafens zu Darmentleerungen kommt**

So hilft Rotbusch

▶ Rotbusch beruhigt die gereizten Darmwände und löst wirksam Verkrampfungen.

▶ Seine Gerbstoffe geben der Darmschleimhaut einen natürlichen Schutz und schützen sie vor Parasiten.

▶ Das Rotbuschmineralienprofil gleicht die Mineralverluste aus, die durch den starken Flüssigkeitsverlust verursacht werden.

▶ Nicht zu vergessen sind außerdem seine antiallergischen Wirkungen, da Durchfall nicht selten durch Allergien ausgelöst wird.

▶ Er verfügt über antibiotische Substanzen, die auch Escherichia coli bekämpfen – dieser Erreger gehört mit seinen giftigen Ausscheidungen zu den Hauptauslösern von Durchfällen.

Anwendung: Trinken Sie täglich so viel Rotbuschtee wie möglich, mindestens aber 1 1/2 Liter.

Auch Wasser, Zucker und Salz helfen, den Kreislauf bei Durchfall zu stabilisieren. Dazu gibt man auf eine Flasche Mineralwasser einen Teelöffel Zucker und eine große Prise Salz.

Zusätzliche Maßnahmen

▶ Wohltuend und entspannend wirkt Wärme. Beruhigen Sie den überreizten Darm mit einer Wärmflasche auf dem Bauch.

▶ Verzichten Sie vorläufig auf Alkohol und Zigaretten, denn diese beiden Genussgifte wirken irritierend auf das vegetative Nervensystem, der Steuerzentrale unserer Verdauungsorgane.

▶ Vorsicht ist ebenfalls geboten bei Kaffee und schwarzem Tee: Koffein hilft zwar dem geschwächten Kreislauf auf die Sprünge, reizt aber andererseits die Magenschleimhaut und drückt Wasser in den Darm. Reduzieren Sie also den Kaffee- und Schwarzteekonsum, oder steigen Sie ganz auf Rotbuschtee um.

▶ Essen Sie während des Durchfalls so wenig wie möglich, trinken Sie aber so viel wie möglich! Dünn geschnittene, ungeschälte Apfelschnitten unterstützen den Heilungsprozess. Balsam für die angegriffenen Darmschleimhäute ist die so genannte Basensuppe:

Zubereitung: 2 Kartoffeln und 1 Karotte klein geschnitten in 1/4 Liter kaltes Wasser legen und aufkochen.

20 Minuten kochen lassen, das Gemüse mit einer Gabel zerdrücken oder mit dem Mixstab pürieren.

Mit 1 Prise Salz (keinesfalls Pfeffer!) abschmecken.

Hausstauballergie

Symptome

Die Symptome reichen vom Niesreiz über brennende Augen und Hautausschläge bis zum schweren Asthmaanfall. Sie sind innerhalb von Räumen stärker als im Freien; regelrechte Allergieattacken können entstehen, wenn durch Wischen, Staubsaugen, Bettausschütteln usw. Staub aufgewirbelt wird.

Auslöser und Ursachen

Hauptverantwortlicher Auslöser der Hausstauballergie sind die Ausscheidungen der Hausstaubmilbe. Das Spinnentier lebt überwiegend von den Hautschuppen des Menschen und sucht daher zwangsläufig seine Nähe. Und dabei spielen Schlafzimmer und Bettzeug keineswegs die Hauptrolle, wie von vielen Allergikern vermutet wird. Hausstaubmilben halten sich vielmehr in allen bewohnten Räumen auf. Ihr ideales Milieu finden sie in Polstern, Wohntextilien und Teppichböden, sie lassen sich aber auch gern vom Menschen in der Kleidung herumtragen.

Die größten Milbenkonzentrationen findet man in Kinderzimmern, denn diese werden in der Regel überheizt und durchgehend als Schlaf- und Wohnzimmer genutzt, sie sind außerdem recht klein und mit Plüschtieren vollgestopft. Hier finden also die Milben alles, was sie zum Leben brauchen: hohe Temperatur- und Luftfeuchtigkeitswerte, reichlich Nahrung und Rückzugsplätze, in denen es dunkel und windgeschützt ist. Hausstauballergien sind daher bei Kindern besonders häufig anzutreffen.

So hilft Rotbuschtee

▶ Rotbusch wirkt modulierend auf das Immunsystem, das dadurch sozusagen wieder lernt, angemessen auf den Kontakt mit Milbenkot zu reagieren.

▶ Durch seinen fruchtig-süßen Geschmack und das Fehlen von Reizstoffen wie Koffein ist er gut für Kinder geeignet, die besonders häufig von Hausstauballergien betroffen sind.

Die hausstaubmilbenfreie Wohnung ist ein Wunschtraum. Wer glaubt, die Tiere durch akribische Reinigung und Hygiene aushungern zu können, ist auf dem Holzweg. Denn bereits 0,25 Gramm Hautschuppen reichen aus, um mehrere Tausend Milben monatelang zu ernähren – und solche Minimengen finden sich selbst im saubersten Haushalt.

Zusätzliche Maßnahmen gegen Hausstaubmilben

▶ Der Milbenkot muss möglichst daran gehindert werden, sich in der Luft zu verteilen. Im Handel gibt es mittlerweile Staubsauger mit speziellen Allergikerfiltern und so genannte HEPA (High Efficiency Particular Air)-Filter für die Raumluft, die neben dem Milbenkot auch andere Allergene wie Tierhaare und Pollen herausfiltern.

▶ Viele Allergologen empfehlen, die Bettmatratze mit speziellen Plastikcovern zu versehen, die die Milben daran hindern, auf den Menschen überzugehen, andererseits aber noch durchlässig genug für einen Feuchtigkeits- und Luftaustausch sind. Bevorzugen Sie bei der Neuanschaffung Matratzen mit einer Polyurethanhülle.

▶ Halten Sie die Luftfeuchtigkeit konstant unter 55 Prozent! Dazu müssen Sie mehrmals täglich ausgiebig lüften. Überprüfen Sie die Luftfeuchtigkeit mit einem entsprechenden Messgerät.

▶ Wechseln Sie die Kleidung nicht in Schlafräumen, um den Milben dort kein Überangebot ihrer Nährstoffe anzubieten.

▶ Schlafen Sie nur im Schlafanzug, um den Milben möglichst wenig Hautschuppenfutter zu geben.

▶ Wählen Sie Bettzeug und Überzüge aus Synthetikmaterial! Wöchentlich bei mindestens 60 °C waschen.

▶ Holz-, Linoleum- und Steinböden sind für den Hausstauballergiker unproblematischer als Teppichböden. Vor dem eiligen Entfernen eines teuren Teppichbodens sollten Sie jedoch einen so genannten Guanintest machen, um den tatsächlichen Milbenbefall festzustellen. Fragen Sie Ihren Arzt oder Apotheker danach.

▶ Plüschtiere sollten regelmäßig bei 60 °C gewaschen werden.

▶ Holz- und Ledermöbel sind Polstergarnituren vorzuziehen. Verzichten Sie auf Staubfänger wie Stores und offene Regale.

▶ Nehmen Sie den Milben ihre Rückzugsgebiete! Polstermöbel wöchentlich absaugen, Bücherregale, Topfpflanzen und Stuckverzierungen regelmäßig entstauben. Dies sollte möglichst ein Nichtallergiker übernehmen.

Der Einsatz von Insektiziden bei der Hausstauballergie ist zwecklos, da die üblichen Mittel nichts gegen die Hausstaubmilbe ausrichten können. Sie sorgen allenfalls für eine – möglicherweise ebenfalls allergieauslösende – Belastung der Umwelt.

Anwendung: Trinken Sie täglich mindestens 1, besser 1 1/2 Liter Rotbuschtee. Am besten setzen Sie sich morgens schon eine Thermoskanne auf, die dann über den Tag verteilt getrunken werden kann. Beginnen Sie mit der Rotbuschkur schon in den späten Sommer- oder den frühen Herbstmonaten, also bevor die Räume beheizt werden. Die Kur sollte dann den gesamten Winter durchgehalten werden. Wenn es wärmer wird, können Sie wieder etwas weniger Rotbusch trinken – doch vielleicht haben Sie dann ja Geschmack an ihm gefunden, so dass er zum Alltagsgetränk geworden ist.

Heuschnupfen

Symptome

Der Heuschnupfen tritt jedes Jahr zur gleichen Zeit auf, meistens in den Frühjahrs- und Sommermonaten. Er kündigt sich durch heftiges Nasenjucken an. Die von betroffenen Kindern häufig durchgeführte Handbewegung von der Oberlippe aufwärts zur Nasenspitze wird gern als allergischer Gruß bezeichnet.

Später tropft dann die Nase (die Flüssigkeit ist meistens dünn und klar), oft kommt es zu lang anhaltenden Niesattacken. Die Augen sind rot und tränen. Die Bindehäute jucken und brennen, häufig kommt es zu Schwellungen der Augenpartie. In schweren Fällen kann sich nach Jahren aus der Allergie eine Asthmaerkrankung entwickeln, weshalb man auch leichtere Beschwerden ernst nehmen sollte.

Auslöser und Ursachen

Auslöser des Heuschnupfens sind neben Gräserpollen die Pollen von Bäumen, Sträuchern und Kräutern. Zwischen Februar und April dominieren die Frühblüher wie Erle, Hasel und Birke, von Mai bis Juni lassen Gräserpollen die Nasen tropfen, und im Spätsommer und frühen Herbst ist es der Staub von Beifuß, Spitzwegerich und anderen Kräutern, der dem Allergiker zusetzt.

Bei ausgeprägtem Heuschnupfen können sich die typischen Symptome auch nach dem Genuss pollenhaltiger Nahrungsmittel, wie z. B. Blütentees, Honig oder sogar Müslimischungen, zeigen.

Menschen unter starkem psychischem Stress leiden besonders häufig unter Allergien, da ihr Immunsystem schneller außer Kontrolle gerät. Aus diesem Grund gibt es in der blütenarmen Stadt mehr Pollenallergiker als auf dem dicht begrünten Land.

So hilft Rotbuschtee

▶ Rotbusch wirkt modulierend auf das Immunsystem, das dadurch wieder lernt, angemessen auf den Kontakt mit Pollen zu reagieren.

▶ Bei äußerlicher Anwendung lindert Rotbuschtee Reizungen der Nasenschleimhaut, spült Pollen fort und kühlt.

Anwendung: Trinken Sie täglich mindestens 1, besser 1 1/2 Liter Rotbuschtee. Am besten setzen Sie sich morgens schon eine Thermoskanne auf, die dann über den Tag verteilt getrunken werden kann. Beginnen Sie mit der Rotbuschkur schon im Januar, also vor dem ersten Pollenflug. Die Kur sollte dann die gesamte Pollenflugzeit über durchgehalten werden.

Für Nasenspülungen mit kaltem Rotbuschtee brauchen Sie nichts weiter als abgekühlten Rotbuschtee in einer Schüssel. Ziehen Sie dann mit einem Strohhalm etwas Rotbusch in ein Nasenloch, das andere Nasenloch halten Sie sich zu. Sie können die Spülung immer dann wiederholen, wenn Ihnen die Schnupfensymptome gerade besonders stark zusetzen.

Zusätzliche Maßnahmen

▶ Finden Sie heraus, gegen welche Pollen Sie allergisch reagieren. Bei eindeutigen Allergien braucht man dazu nicht unbedingt einen aufwändigen Allergietest in der Arztpraxis.

▶ Nehmen Sie einfach einen zuverlässigen Pollenflugkalender zur Hand, und beobachten Sie Ihre Symptome, um Parallelen zwischen Ihrem Heuschnupfen und bestimmten Pollenflugzeiten ziehen zu können. Wenn Sie dann herausgefunden haben, welche Pollen für Ihre Beschwerden verantwortlich sind (häufig sind es verschiedene Arten), können Sie im nächsten Jahr rechtzeitig Maßnahmen zur Vorbeugung ergreifen.

▶ Verzichten Sie auf Zigaretten und möglichst auch auf den Aufenthalt in verqualmten Räumen. Ihre Schleimhäute haben bereits genug mit den Pollen zu tun, als dass sie sich den Luxus einer Nikotinbekämpfung erlauben könnten.

▶ Das Mineral Magnesium senkt über eine Hemmung seines Gegenspielers Kalzium die Histaminproduktion der Mastzellen. Es sollte am

Heuschnupfenkranke haben meistens ein gestörtes Rezeptormolekül, das ihre Mastzellen zu einer übermäßigen Histaminproduktion verleitet. Wie nun ein japanisch-englisches Forscherteam herausfand, erhält der Pollenallergiker dieses Molekül von seiner Mutter.

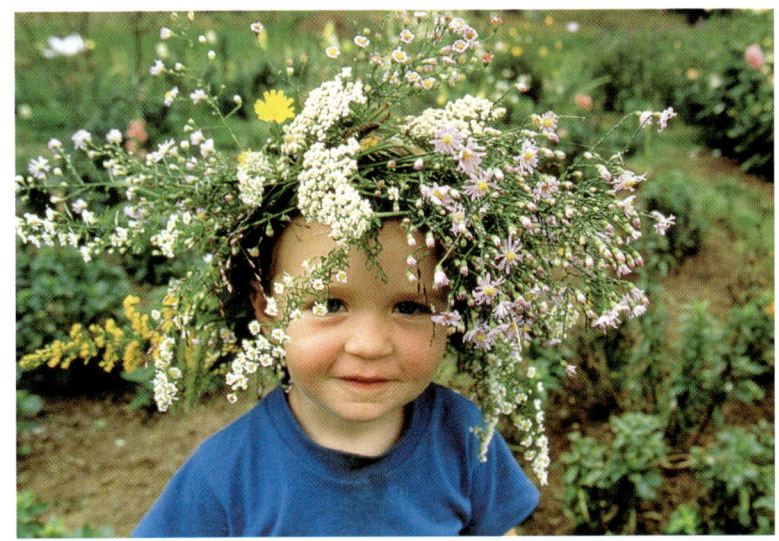

Jeder elfte Deutsche leidet an Heuschnupfen; auch Kinder sind immer häufiger betroffen. Damit ist die Überempfindlichkeit gegen Pollen die am weitesten verbreitete Allergie überhaupt.

besten sechs Wochen vor dem Einsetzen des Pollenflugs, also etwa Mitte Januar, in Form einer mehrwöchigen Kur zugeführt werden. Dazu eignen sich entsprechende Präparate oder auch eine magnesiumbetonte Ernährung.

Zu den magnesiumreichen Nahrungsmitteln gehören beispielsweise Johannisbeere, Gurke und das Radieschen. Spitzenwerte erreichen Paprika, Kopfsalat, das Knäckebrot und schließlich mit über 70 Milligramm auf 100 Gramm der gute alte Pumpernickel.

Die Pollenplage einschränken

▶ Der Rasen im eigenen Garten sollte möglichst kurz gehalten werden. Das Rasenmähen selbst ist allerdings keine Beschäftigung für den Pollenallergiker, Sie sollten es jemand anderem überlassen.

▶ Die Schlafzimmer sollten am besten zur windabgewandten Seite liegen, um Sie nicht verstärkt dem Pollenflug auszusetzen.

▶ Im Unterschied zur Hausstauballergie ist beim Pollenallergiker der Feind außer Haus (allerdings treten beide Allergien sehr häufig in Kombination auf), man sollte daher in der Pollenflugzeit möglichst selten lüften. Es reicht, täglich einmal für fünf Minuten das Fenster

In der Wohnung ist die Pollenkonzentration etwa um ein Drittel geringer als draußen an der frischen Luft – vorausgesetzt, die Räume werden nur selten und dann zu den richtigen Zeiten gelüftet.

ganz aufzureißen. Der optimale Lüftungszeitpunkt hängt vom Wohnort ab. Auf dem Land nimmt die Pollenkonzentration zum Abend hin deutlich ab, hier sollte daher zwischen 20 und 24 Uhr gelüftet werden. Anders verhält es sich in der Stadt. Dort bleibt es länger warm, und dadurch werden die Pollen auch länger durch die Luftströme aufgewirbelt. Die beste Zeit zum Lüften in der Stadt ist der frühe Morgen.

▶ Starke Regengüsse verringern den Pollengehalt in der Luft entscheidend. Die Zeit nach dem Regen ist daher für den Pollenallergiker optimal geeignet fürs Lüften und für Tätigkeiten im Freien. Eine Ausnahme bilden allerdings sommerliche Regengüsse, die bei hohen Temperaturen fallen. In diesem Fall werden die Pollen unmittelbar nach dem Guss hochgedrückt, um dann wieder langsam auf die Erde herabzurieseln. Hier empfiehlt es sich, etwa eine halbe Stunde lang abzuwarten, bis man lüftet oder nach draußen geht.

▶ Das konsequente Abriegeln von Fenstern und Lüftungsöffnungen ist der beste Weg, sich im Auto vor dem Pollenflug zu schützen. Die modernen Innenraumluftfilter sind hingegen umstritten. Sie halten wohl die meisten Pollen fern, doch im Lauf der Zeit – vor allem, wenn das Auto längere Zeit nicht gefahren wird – werden sie feucht, so dass sich die eigentlich allergenen Stoffe vom Pollen lösen und dadurch auf ihren Weg in den Innenraum machen können.

▶ Die für Hausstauballergiker konzipierten Spezialstaubsauger der S-Klasse sind auch für Pollenallergiker sinnvoll, da sie mit dem Feinstaub ebenfalls Pollen herausfiltern. Das Staubsaugen selbst sollten Sie allerdings einem Nichtallergiker überlassen.

In den letzten Jahrzehnten haben Krebserkrankungen weltweit immer mehr zugenommen. Heute sind beispielsweise in Deutschland jährlich etwa 330 000 Menschen neu davon betroffen, in über 200 000 Fällen führt die Krankheit zum Tode.

Krebserkrankungen

Symptome

Symptome, die auf eine Krebserkrankung im Frühstadium hinweisen können:

▶ Schorfige Krusten oder Geschwüre, die nicht innerhalb von drei Wochen abheilen

▶ Hautflecken oder Muttermale, die ständig größer werden, bluten oder jucken

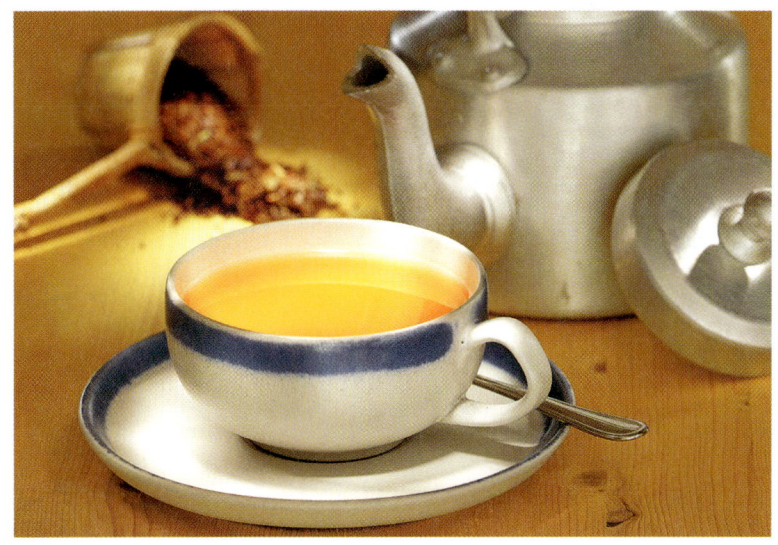

Wenn Rotbuschtee zum regelmäßigen Bestandteil einer gesunden und ausgewogenen Ernährung wird, kann er so auch einen Beitrag zur Krebsprophylaxe leisten.

▶ Rasche Gewichtsabnahme, ohne dass eine Diät durchgeführt wurde
▶ Chronische Schluckbeschwerden
▶ Länger andauernde Heiserkeit
▶ Länger anhaltender Husten
▶ Husten mit blutigem Auswurf
▶ Veränderungen im Stuhl, vor allem eine blutrote Verfärbung
▶ Zwischenblutungen nach der Menopause

Alle genannten Symptome können auch zahlreiche andere Ursachen haben, zur Diagnose ist daher unbedingt der Arzt aufzusuchen!

Auslöser und Ursachen

Am Beginn der Krebserkrankungen stehen winzige Veränderungen im genetischen Bauplan einer oder mehrerer Körperzellen. Wenn sich diese Zellen teilen, produzieren sie ein Gewebe, das sich vom übrigen Organismus unterscheidet und zum Tumor ausbildet.

Das Kardinalproblem der Tumorzellen: Sie besitzen keinen Code, d. h., sie schlüpfen durch die dichten Maschen des Immunsystems hindurch, ohne erkannt zu werden – und damit steht ihnen praktisch der Weg zu ungehindertem Wachstum offen.

Natürlich kann Rotbusch eine ärztliche Therapie bei Krebserkrankungen bestenfalls unterstützen. Versäumen Sie auf keinen Fall, ärztlichen Rat einzuholen – der frühe Zeitpunkt der Diagnose spielt oft die entscheidende Rolle, ob die Krankheit ausheilt oder tödlich verläuft.

Ein Schlüsselrolle bei der Entstehung von Tumoren spielen die Oxidationen durch freie Radikale. Das Besondere an diesen Radikalen: Sie haben in ihrer Elektronenhülle ungepaarte Elektronen, die ein starkes Verlangen haben, sich mit einem anderen Elektron zu einem Pärchen zu verbinden. Mit anderen Worten: Freie Radikale neigen aufgrund ihres Elektronendefizits dazu, möglichst schnell chemische Verbindungen einzugehen – sie sind regelrecht bindungsaggressiv. Diese Aggressivität ist von Nutzen, wenn sie sich gegen Fremdkörper und Fremdstoffe im Organismus richtet, sie ist jedoch von Schaden, wenn sie sich gegen körpereigene Substanzen und Zellen richtet. Hier kommt es dann zu Reaktionsketten, an deren Ende dann auch genetische Veränderungen in den Körperzellen und damit die Tumorbildung stehen können. Erschwerend kommt hinzu, dass freie Radikale auch die Funktion unseres Immunsystems beeinträchtigen und durch ihren Einfluss auf den Schmerzstoffwechsel die Schmerzempfindlichkeit erhöhen können.

Die Entstehung freier Radikale in unserem Körper ist unvermeidlich, kein Mensch kann sein Leben so gestalten, dass es in seinem Körper nicht zur Bildung dieser aggressiven Moleküle kommt. Wichtig ist jedoch, den Körper nicht mit freien Radikalen zu überschwemmen (wie dies etwa durch Rauchen der Fall ist) und sie durch so genannte Radikalefänger (wie etwa Rotbusch) unter Kontrolle zu halten.

Die Krebs fördernden Wirkungen von Rauchen stehen wissenschaftlich außer Frage. Totaler Rauchverzicht ist daher die wirksamste Methode, sich vor Krebs zu schützen. Wer es jedoch nicht schafft, sollte seinen Speiseplan wenigstens mit wirksamen Radikalefängern wie dem Rotbuschtee anreichern.

So hilft Rotbusch

▶ Die antioxidativen Eigenschaften von Rotbusch zählen sicherlich zu den großen Entdeckungen, die in den letzten Jahren gemacht wurden. Japanischen Forschungen zufolge enthält er Substanzen, die ähnliche Strukturen und Wirkungen besitzen wie das körpereigene Enzym Superoxiddismutase, dessen Rolle als wirkungsvoller Radikalefänger sehr gut erforscht ist.

▶ Nicht zu vergessen ist aber auch sein hoher Gehalt an Vitamin C, das antioxidativ wirkt, also ebenfalls freie Radikale im Körper unschädlich macht.

Anwendung: Trinken Sie täglich 1, besser 1 1/2 Liter Rotbuschtee. Zur Vorbeugung von Hautkrebs empfiehlt sich außerdem die regelmäßige Anwendung von Rotbuschcreme, die sich nicht nur zur Pflege des Gesichts, sondern für den ganzen Körper eignet. Das Rezept finden Sie auf Seite 82.

Zusätzliche Maßnahmen

▶ Eine wichtige Rolle bei der Vorbeugung von Krebserkrankungen spielt die ausreichende Versorgung mit Vitamin A. Menschen mit einer Vitamin-A-Mangelversorgung sind stärker als andere gefährdet, an Krebs zu erkranken; unterversorgte Frauen beispielsweise besitzen ein um 20 Prozent höheres Brustkrebsrisiko. Umgekehrt können hohe Vitamin-A-Dosierungen die Therapie von Krebstumoren wirkungsvoll unterstützen. Das Vitamin stärkt das Immunsystem und schützt als Antioxidans die Zellen vor Umweltgiften. Darüber hinaus kontrolliert es die Zellvermehrung und ist dadurch imstande, die Verbreitung von Tumorzellen zu hemmen. Eine optimale Vitamin-A-Versorgung kann durch Gemüse erzielt werden, vor allem durch Karotten, Tomaten und rote Paprika. Sie enthalten Karotinoide, die von unserem Körper in Vitamin A umgewandelt werden können.

▶ Ebenfalls wertvoll zur Vorbeugung von Krebserkrankungen sind Milchsäurebakterien. Sie besitzen eine ganze Reihe Krebs hemmender Eigenschaften. Sie fördern die Aufnahme Krebs hemmender Vitamine, aktivieren das Immunsystem und hemmen im Darm die Entstehung so genannter fäkaler Enzyme, die als Hauptauslöser zahlreicher Tumorarten gelten. Außerdem fischen sie freie Radikale aus dem Darminhalt, die das Erbgut der Körperzellen schädigen können. Zur Versorgung mit Milchsäurebakterien eignen sich vor allem gut bekömmliche Sauermilchprodukte wie Kefir und Joghurt, die auch sonst ernährungsphysiologisch besonders empfehlenswert sind.

Nahrungsmittelallergien

Symptome

Die Symptome des Nahrungsmittelallergikers können weit gefächert sein. Am häufigsten sind Beschwerden im Magen-Darm-Bereich. Kolikartige Bauchschmerzen mit fetthaltigem Durchfall sind ein Hin-

Laut jüngerer Statistiken gibt es in Deutschland etwa drei Millionen Allergiker, die auf Nahrungsmittel allergisch reagieren. Viele von ihnen leiden jedoch gleichzeitig noch unter anderen Allergien.

Die häufigsten Nahrungsmittelallergene

Nahrungsmittel/Allergiehäufigkeit in Prozent

Fleisch/ tierische Produkte		Gemüse	
Rinder-/Schweinefleisch	6	Bohnen	6
Hühnerfleisch	3	Kartoffeln	5
Hühnereiweiß	21	Karotten	12
Milcheiweiß	20	Paprika/Peperoni	6
Fisch	12	Sellerie	41
Samen und Gewürze		**Getreide**	
		Weizen	5
Senf	3	Roggen	5
Walnüsse	3	Reis	2

Häufig vorkommende Zusatzstoffe in Lebensmitteln, die zu pseudoallergischen Reaktionen führen können

▶ Farbstoffe: E 102, 104, 110, 120, 122, 123, 124, 127, 151, 160b

▶ Konservierungsstoffe: E 200, 201, 202, 203, 210, 211, 212, 213, 214 bis 219, 220, 221, 222, 223, 224, 226, 227

▶ Sonstige problematische Zusatzstoffe: E 385, 432 bis 436, 476, 491 bis 495

Möglichst unverfälschte Nahrungsmittel bieten am ehesten die Gewähr, einer Nahrungsmittelallergie auf die Spur zu kommen. Fertiggerichte enthalten oft so viele Komponenten, dass häufig kaum festzustellen ist, was man nicht verträgt.

weis auf Zöliakie (bei Kindern) und Sprue (bei Erwachsenen). Beide Erkrankungen beruhen auf einer Unverträglichkeit von Gluten, das man in vielen Getreidesorten findet. Ebenfalls häufig sind Beschwerden im Hals- und Rachenbereich, die in der Regel unmittelbar nach dem Verzehr des problematischen Nahrungsmittels auftreten.

▶ Auch auf Milch und Milchprodukte, Weizen, Eier, Schokolade, Mais und Zucker können Allergien auftreten, die sich oft durch Krämpfe, Durchfall, Verstopfung oder Erbrechen bemerkbar machen.

Nahrungsmittelallergien beschränken sich jedoch nicht nur auf den Verdauungsweg. Auch Niesanfälle, Asthma, Nesselsucht, Bindehautentzündungen, Migräne und Neurodermitis können zu den Symptomen zählen.

Auslöser und Ursachen

Kaum ein Lebensmittel, das in jüngerer Zeit nicht in den Verdacht geraten wäre, ein Allergen zu sein: Austern, Thunfisch, Gewürze, Hühnereiweiß, Konservierungsstoffe – diese Liste könnte beliebig fortgeführt werden.

In vielen Fällen handelt es sich allerdings nicht um eine Allergie im eigentlichen Sinn, sondern um eine so genannte pseudoallergische Reaktion. Dazu gehört beispielsweise das bekannte China-Restaurant-Syndrom mit den Symptomen Kopfschmerz, Schwindelgefühl und Gesichtsstarre. Ausgelöst wird es durch Natriumglutamat, einen Geschmacksverstärker, der in chinesischen Restaurants verwendet wird, um die eher fein nuancierte asiatische Kochkunst dem auf Deftiges getrimmten Geschmack des Abendländers anzupassen. Im strengen Sinn handelt es sich hier nicht um eine Allergie, sondern um eine Nahrungsmittelunverträglichkeit, weil körperliche Reaktionen bzw. Beschwerden in Gang gesetzt werden, ohne dass die Antikörper des betreffenden Menschen eine entscheidende Rolle spielen würden. Dennoch können auch pseudoallergische Reaktionen große gesundheitliche Probleme bereiten; auch können sie sich zusammen mit Allergien zu einem dramatischen Symptomenkomplex aufschaukeln.

So hilft Rotbusch

▶ Von allen Allergien sind die Heilungschancen von Rotbusch bei der Nahrungsmittelallergie und auch bei der Nahrungsunverträglichkeit am größten.

▶ Sein Querzetin hemmt die übermäßige Ausschüttung von Histamin aus den Mastzellen, die beim Betroffenen zu Erbrechen und Darmkrämpfen führt.

▶ Seine Flavonoide wirken insgesamt entspannend auf die Darmmuskulatur, wobei dieser Effekt sogar schon binnen wenigen Tagen erfolgen kann.

Anwendung: Trinken Sie täglich etwa 1 1/2 Liter Rotbuschtee, vor allem zu den Mahlzeiten. Bereiten Sie sich schon am Morgen eine Thermoskanne vor, die dann über den Tag verteilt getrunken wird. Außerdem sollten Sie den Rotbusch auch in Ihren übrigen Speiseplan

Einige Nahrungsmittelallergien treten vorwiegend in bestimmten Lebensabschnitten auf, um sich dann wieder zu verlieren. Dazu gehören vor allem Allergien auf Milch- und Hühnereiweiß, die meistens zwischen dem dritten und fünften Lebensjahr abklingen.

einbauen: Er eignet sich vorzüglich zu Back- und Fleischrezepten sowie zu Rezepten mit sauren Milchprodukten wie Joghurt, Dickmilch und Kefir. Lesen Sie dazu den Rezepteteil ab Seite 89.

Zusätzliche Maßnahmen

▶ Besonderes Augenmerk sollten Sie auf Ihre Ernährung richten und dabei jedes Übermaß einzelner Lebensmittel vermeiden. Sellerie ist Nahrungsmittelallergen Nummer eins und sollte deshalb in der Ernährung eines Allergikers in jedem Fall ausgespart werden.

▶ Die anderen problematischen Lebensmittel werden im Ernährungsplan am besten gestreut; Fisch, Hühnerfleisch bzw. Hühnereier sowie Milchprodukte und Karotten sollten also an unterschiedlichen Tagen gegessen werden, um im Immunapparat sozusagen keine schlafenden Hunde zu wecken.

▶ Sollte jedoch der Verdacht entstehen, dass Sie auf ein spezielles Lebensmittel allergisch reagieren, muss in Zusammenarbeit mit einem Allergologen oder Ernährungswissenschaftler eine so genannte Eliminationsdiät vorgenommen werden. Hierbei werden dann gezielt ein oder mehrere Nahrungsmittel weggelassen, um eine eventuelle Symptomverbesserung zu beobachten. Tritt keine Änderung der

Allergien als Fehlreaktionen des Immunsystems sind oft eng verknüpft mit dem allgemeinen Gesundheitszustand. Wessen Körperabwehr durch Stress, Krankheiten oder auch Klimawechsel geschwächt ist, reagiert oft mit stärkeren Symptomen auf Allergene als zu anderen Zeiten.

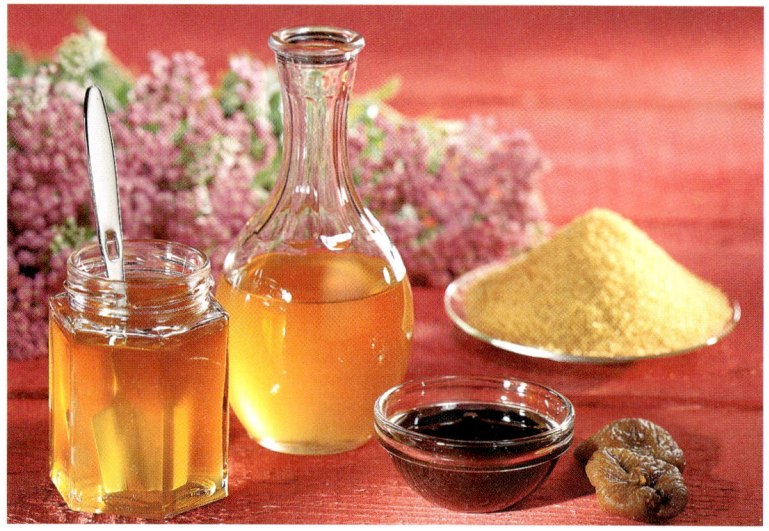

Weißer Industriezucker schwächt das Immunsystem. Gute Alternativen sind – je nach Geschmack und Verträglichkeit – z. B. naturreiner Honig, Dicksaft, schwarze Melasse oder auch Rohrzucker.

Symptome ein, ist es unwahrscheinlich, dass das weggelassene Nahrungsmittel eine große Rolle beim Auslösen der allergischen Reaktionen spielt. Die Eliminationsdiät ist als Testverfahren – sofern sie richtig angewandt wird – erheblich zuverlässiger als der allgemein übliche Hauttest beim HNO-Arzt.

▶ In jedem Fall ist es günstig, möglichst wenige Zusatzstoffe mit der Nahrung aufzunehmen. Dies bedeutet konkret: Finger weg von besonders farbigen Nahrungsmitteln wie z. B. Weingummi, Lutscher, Kunstspeiseeis etc. Dieser Verzicht fällt natürlich besonders Kindern schwer, vor allem, weil die Devise allgemein heißt: weniger Süßigkeiten, weniger Limonaden und Colagetränke. Süßen Sie mit Naturhonig, reduzieren Sie den Fabrikzuckerkonsum so weit wie möglich! Denn der industriell gefertigte Zucker entzieht dem Körper wichtige Mineralien und Vitamine fürs Immunsystem.

Nervosität

Symptome

Nervosität ist in erster Linie eine Übererregung des vegetativen Nervensystems. Insofern nun dieses Nervensystem an der Steuerung aller körperlicher Vorgänge beteiligt ist, können auch die Symptome der Nervosität sehr vielfältig sein. Zu den klassischen Beschwerden zählen Herzklopfen, Herzbeklemmung, Schlafstörungen, Spannungskopfschmerzen, Magendruck, zittrige Hände, übermäßige Schweißbildung (vor allem an Händen und Füßen), trockener Mund, Konzentrationsschwäche und leichte Erschöpfbarkeit. Auch Verdauungsstörungen, Appetitlosigkeit oder allgemeine innere Unruhe bis hin zu Angstzuständen können auftreten.

Auslöser und Ursachen

Nervosität kann viele Ursachen haben. Neben Stress verbergen sich dahinter nicht selten innere Konflikte aus der Kindheit, die im Unbewussten weiterwirken. Aber auch, wer über längere Zeit besonders angestrengt arbeiten musste oder persönliche Schicksalsschläge zu verkraften hatte, kann mit nervösen Störungen reagieren. Weitere

Nervöse Störungen können längerfristig Krankheiten wie Arteriosklerose, Herzjagen und Verstopfungen fördern. Auch Muskel- und Kopfschmerzen können durch ein längerfristig übererregtes Nervensystem verursacht werden.

Ursachen können ständige Lärmbelästigung, ein über längere Zeit aufgebautes Schlafdefizit oder mangelnde körperliche Bewegung sein. Der Lebensstil ist zu überprüfen: Auch Medikamentenmissbrauch oder übermäßiger Zigaretten- und Kaffeekonsum machen nervös und verursachen nach einiger Zeit Beschwerden.

So hilft Rotbusch

▶ Rotbusch wird in seinem Heimatland Südafrika traditionell zur Behandlung von nervösen Störungen eingesetzt. Sein Wirkstoffprofil, in dem sich ähnliche beruhigende Flavonoide wie beim Johanniskraut befinden, rechtfertigt diesen Einsatz.

Anwendung: Trinken Sie täglich 1 bis 1 1/2 Liter Rotbuschtee. Versuchen Sie, ihn sich als Alltagsgetränk anstelle von Kaffee oder Tee anzugewöhnen. Die beruhigenden Effekte sollten sich dann schon nach wenigen Tagen einstellen.

Zusätzliche Maßnahmen

▶ Überprüfen Sie Ihre Ernährungsgewohnheiten: Nehmen Sie Ihre Mahlzeiten häufig unregelmäßig und hastig ein, ohne dem, was Sie essen, besondere Aufmerksamkeit zu schenken? Gewöhnen Sie sich an einen regelmäßigen Rhythmus, und bauen Sie reichlich Obst, Gemüse und Sauermilchprodukte in Ihren Speiseplan ein.

▶ Schalten Sie Lärmquellen nach Möglichkeit aus, auch solche, von denen Sie meinen, dass Sie daran gewöhnt sind. Das ständig nebenbei laufende Radio oder der Fernseher überfordern das Aufnahmevermögen der Sinne und überreizen das Nervensystem. Besonders wichtig ist der ungestörte Schlaf. Erwägen Sie den Einbau schallgeschützter Fenster, wenn Sie an einer befahrenen Straße wohnen.

▶ Hilfreich gegen Dauerstress und innere Unruhe ist das Erlernen einer Entspannungstechnik. Bewährte Methoden sind das autogene Training oder die progressive Muskelentspannung nach Jacobson. Ebenfalls empfehlenswert sind aber auch fernöstliche Techniken wie Qi Gong, Yoga oder Tai Chi sowie Meditationsübungen. Das Belegen eines Kurses macht den Einstieg leichter und sorgt dafür, dass man wirklich regelmäßig übt.

Ebenfalls beruhigend und ausgleichend bei nervösen Störungen wirken Kräutertees aus:
▶ **Melisse**
▶ **Hopfen**
▶ **Baldrian**
▶ **Johanniskraut**

Nesselsucht (Urtikaria)

Symptome

Auf der Haut entstehen hellrote, linsen- bis münzgroße Quaddeln, die sich binnen weniger Minuten entwickeln können und stark jucken. Mitunter sind sie bereits nach einer Stunde wieder verschwunden. Nesselausschlag von mehr als vier Wochen Dauer wird als chronisch eingestuft. Die Schübe können sich dann über Jahre hinziehen. Bei jedem zweiten chronischen Nesselsuchtkranken dauert die Krankheit mehr als ein Jahr.

Auslöser und Ursachen

Beim Nesselausschlag handelt es sich um eine heftige Hautreaktion auf allergene Stoffe, bestimmte Gifte, Kälte, Stress und emotionale Probleme, bei der zu viel Histamin freigesetzt wird. Durch diese Substanz wird Flüssigkeit aus den Blutgefäßen ins Unterhautgewebe gedrückt, es kommt zu den typischen Nesselquaddeln.

Zu den häufigsten Auslösern von Nesselausschlag gehören Medikamente, an erster Stelle steht hier das Penizillin. Aber auch Grippe- und Schmerzmittel können zu solchen überschießenden Hautreaktionen führen.

Psychische Faktoren spielen ebenfalls eine große Rolle. Menschen mit Neigung zur Nesselsucht besitzen oft starke Abhängigkeitsbeziehungen gegenüber anderen Personen, die als übermächtig erlebt werden. Ihre Nesselquaddeln signalisieren gewissermaßen: »Bis hierhin und nicht weiter!«, ähnlich wie sich ein Igel präsentiert, der sich zusammenkauert und seiner Umwelt die Stacheln zeigt. Daher ist es auch nicht verwunderlich, dass häufig Kinder unter Nesselsucht leiden, die sich oft im Erwachsenenalter verliert.

Folgende Nahrungsmittel führen besonders häufig zur Nesselsucht: Fisch, Muscheln, Erdbeeren, Milchprodukte, Getreide, Honig, Nüsse, Gewürze und Eier. Auch bestimmte Medikamente wie beispielsweise Penizillin fördern mitunter die Nesselsucht.

So hilft Rotbusch

▶ Rotbusch wirkt modulierend auf das Immunsystem, so dass es weniger reizempfindlich wird.

▶ Rotbusch wirkt beruhigend auf das vegetative Nervensystem, wodurch das Jucken der Nesselsucht gelindert wird.

Gegen den quälenden Juckreiz helfen kühlende Umschläge mit Rotbuschtee, die man beliebig oft wiederholen kann.

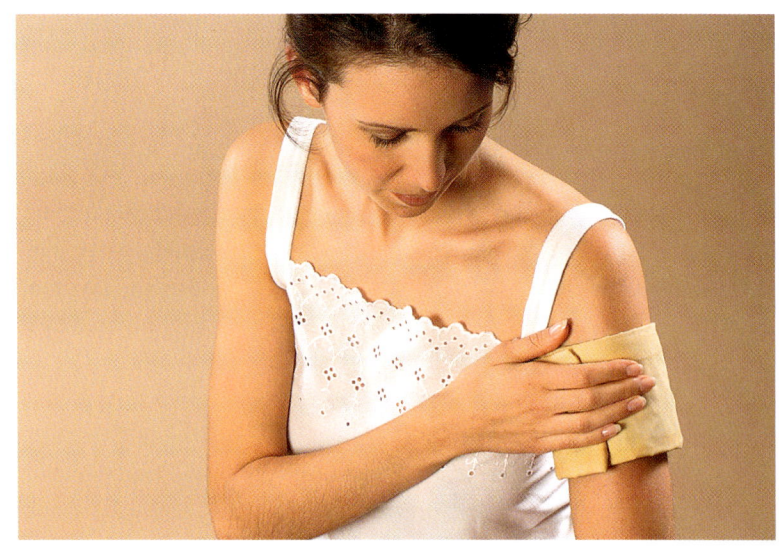

Den Selbstschutz der Haut stärken Sie vor allem durch eine gesunde, naturnahe Ernährung: mit Vollkornprodukten, frischem Obst und rohem Gemüse. Reduzieren Sie auch die tierischen Fette in Ihrer Nahrung.

Anwendung: Rotbuschtrinkkuren empfehlen sich bei Patienten mit chronischem Nesselausschlag, für die erste Hilfe bei akuten Hautreaktionen sind sie weniger geeignet. Trinken Sie täglich etwa 1 1/2 Liter Rotbuschtee, vor allem zu den Mahlzeiten. Am besten bereiten Sie sich schon am Morgen eine Thermoskanne vor, die dann über den Tag verteilt getrunken wird.

Außerdem sollten Sie den Rotbusch auch in Ihren übrigen Speiseplan einbauen, er eignet sich vorzüglich zu Back- und Fleischrezepten sowie zu Rezepten mit sauren Milchprodukten wie Joghurt, Dickmilch und Kefir. Lesen Sie dazu im Rezepteteil ab Seite 89 nach.

Umschläge mit kaltem Rotbuschtee lindern den Juckreiz und wirken entzündungshemmend. Kochen Sie etwa 1 Liter Wasser kurz auf, übergießen Sie dann damit 4 Esslöffel Rotbuschkraut. 5 Minuten lang ziehen lassen, schließlich abseihen. 15 Minuten lang im geschlossenen Gefäß abkühlen lassen, dann das Gefäß im Kühlschrank lagern. Tunken Sie ein Mull- oder Leinentuch in den Rotbuschtee. Wringen Sie es gut aus. Dann legen Sie das Tuch auf die juckenden Stellen der Haut. Wenn der kühlende Effekt nachlässt, wird das Tuch erneut mit kaltem Tee getränkt. Die Anwendung sollte etwa 15 Minuten dauern.

Zusätzliche Maßnahmen

▶ Auch ungewöhnliche Methoden wie die Farbtherapie versprechen Erfolg bei der Nesselsucht. Bestimmte Farben lenken unser Bewusstsein auf sich und beruhigen uns, so dass das Jucken weniger empfunden wird. Das gilt vor allem für die Farbe Blau, die auf uns einen Kühleffekt ausübt. Tragen Sie also Kleidung mit dezenten Blautönen, Ihre Bettüberzüge sollten ebenfalls ein warmes Himmelblau zeigen.

▶ Wenn Sie an Textverarbeitung und Computerbildschirm arbeiten: weg von grellen Gelb- und Grüntönen, am besten ist eine hellblaue Schrift auf dunklem Untergrund.

▶ Versuchen Sie herauszufinden, in welchem Zusammenhang Ihre Nesselsucht auftritt. Die Erfolgsaussichten der Suche sind allerdings bei chronischem Nesselausschlag (länger als vier Wochen) nur gering. Bei drei von vier chronischen Nesselsuchtpatienten bleiben die Ursachen unbekannt.

Schlafstörungen

Symptome

Man unterscheidet verschiedene Arten von Schlafstörungen:

▶ Typ 1: Einschlafstörungen

▶ Typ 2: Durchschlafstörungen

▶ Typ 3: Ausschlafstörungen

Alle drei Typen können auch in Kombinationen auftreten, doch dass jemand in der Nacht kein Auge zukriegt – wie oft behauptet wird – ist überaus selten. Oft liegt das Gefühl der Zerschlagenheit und mangelnden Ausgeruhtheit auch nicht an der Kürze der Schlafdauer, sondern an der schlechten Qualität des Schlafs.

Auslöser und Ursachen

Schlafhindernd wirken beispielsweise Herzkrankheiten, Bluthochdruck, Asthma, rheumatische Beschwerden, Schnarchen und Gliederzucken. Ebenfalls störend auf den Schlaf können Medikamente wie Beta-Blocker, Antibiotika, Aufputschmittel und Hormonpräparate (z.B. die Antibabypille) wirken. Besonders gefährlich kann der häufi-

Schlaflosigkeit ist zur Volkskrankheit geworden. Mittlerweile leiden etwa 30 Prozent der deutschen Bevölkerung an verschiedenen Formen von Schlaflosigkeit, und die Schlafforschung geht davon aus, dass die Hälfte von ihnen behandlungsbedürftig ist.

gere Gebrauch von Schlaftabletten werden: Fast alle Präparate haben ein hohes Suchtrisiko, außerdem braucht man durch den Gewöhnungseffekt bald höhere Dosierungen, um zur Ruhe zu kommen. Es können sogar paradoxe Effekte eintreten, so dass die Tabletten unruhig und nervös machen, statt sanft in den Schlummer zu wiegen. Auch übermäßiger Alkohol- und Zigarettenkonsum sowie schwer verdauliche Speisen vor dem Zubettgehen und Stress aktivieren das vegetative Nervensystem und stören dadurch den Schlaf.

So hilft Rotbusch

▶ Rotbusch wird in der südafrikanischen Volksmedizin schon lange zur Bekämpfung der Schlaflosigkeit eingesetzt, vor allem bei Babys und Kleinkindern.

▶ Verantwortlich für seinen schlaffördernden Effekt sind seine beiden Flavonoide Querzetin und Querzitrin, die man auch im Johanniskraut findet.

Anwendung: Trinken Sie 3 bis 4 Tassen Rotbuschtee pro Tag, die letzten beiden etwa 1 Stunde vor dem Schlafengehen.

Zusätzliche Maßnahmen

▶ Um Ihre Schlafstörungen in den Griff zu bekommen, sollten Sie zum »Gewohnheitstier« werden: immer zur gleichen Zeit aufstehen und zu Bett gehen. Auch die »Sonntag-Morgen-Ausreißer« sollten so weit wie möglich abgestellt werden. Ein regelmäßiger Rhythmus hilft Ihrer Zirbeldrüse, die Ausschüttung des Schlafhormons Melatonin wieder unter Kontrolle zu bekommen.

▶ Schaffen Sie günstige Schlafbedingungen. Der richtige Schlafraum ist dunkel, ruhig, nicht zu warm und nicht zu kalt. Die ideale Schlaftemperatur liegt zwischen 14 und 18 °C. Vor dem Einsatz von Klimaanlagen und Heizungen im Schlafzimmer sei jedoch gewarnt. Denn sie produzieren oft eine allzu große Lufttrockenheit! Aber auch das Schlafen bei geöffnetem Fenster scheint nicht der Weisheit letzter Schluss: Nach Untersuchungen sind solche Schläfer weitaus häufiger erkältet. Der beste Kompromiss scheint das gründliche Lüften des Schlafzimmers vor dem Schlafengehen zu sein.

Rotbusch eignet sich besonders gut bei Schlafstörungen von Kindern, weil er mild und fruchtig schmeckt. Andere sanfte Kräutermittel wie Hopfen oder Baldrian haben ein so bitteres Aroma, dass selbst Erwachsene sie manchmal nur ungern einnehmen.

▶ Unmittelbar vor der Nachtruhe keine geistigen oder körperlichen Kraftakte mehr! Ein Spätfilm – mag er auch noch so einfallslos sein – stellt für Ihr Nervensystem immer eine Belastung dar. Und so erholsam und schlaffördernd ein ruhiger Spaziergang am Abend ist, gilt dies nicht für heftige sportliche Leistungen, die zwar körperlich erschöpfen, aber die Lebensgeister eher aufputschen.

▶ Gestatten Sie sich am späten Nachmittag und Abend nur wenig Alkohol und überhaupt keine Zigaretten und Aufputschmittel. Bier ist aufgrund seiner Hopfenbasis als Schlaftrunk besser geeignet als Wein. Alkohol fördert zwar das Einschlafen, macht den Schlaf dann aber unruhig und lässt einen häufig erwachen.

Spannungskopfschmerzen

Symptome

Der Schmerz verteilt sich, vom Hinterhaupt kommend, diffus über die gesamte Schädeldecke. Die Patienten sprechen oft von dem Gefühl, wie wenn sie einen zu klein geratenen Helm aufgesetzt hätten oder ihr Schädel in einem Schraubstock gefangen wäre. Nachts lassen die Schmerzen nach.

Spannungskopfschmerzen sind weit verbreitet. Sie befallen jährlich etwa 88 Prozent der Frauen und 69 Prozent der Männer. Interessant: Laut einer Studie der Universität Köln leiden verheiratete Frauen deutlich häufiger an Kopfschmerzen als die berufstätigen Singles unter ihnen. Offenbar bereitet ihnen die Ehe mehr Stress als der Beruf.

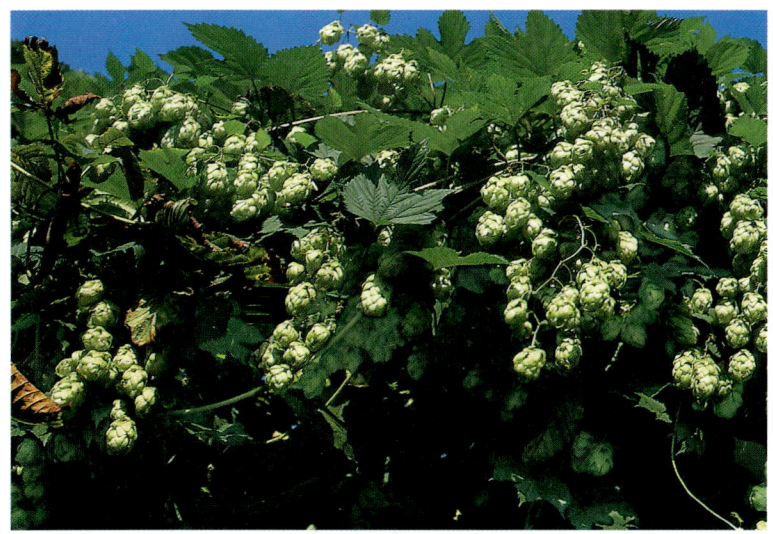

An Schlafstörungen und Spannungskopfschmerzen können nicht zuletzt Zigaretten schuld sein. Hopfen kann die Wirkungen von Nikotin dämpfen. Wer das Rauchen also nicht lassen kann, sollte regelmäßig Hopfentee trinken.

Auslöser und Ursachen

Spannungskopfschmerzen haben meistens psychische Ursachen. Die Betroffenen machen für ihre Beschwerden häufig den beruflichen Stress verantwortlich – eine Einschätzung, die auch wissenschaftlich gestützt wird. Denn Berufssituationen wie Termindruck, Angst vor Kündigung sowie Konflikte mit Kollegen, Vorgesetzten oder Kunden setzen in unserem Körper entwicklungsgeschichtlich sehr alte Stressreaktionen in Gang. Diese können beispielsweise auch darin münden, die Nackenmuskulatur – zum instinktiven Schutz vor weiteren »Nackenschlägen« – fortwährend anzuspannen. Diese Dauerspannung führt schließlich zu schmerzhaften Muskelhärten, die sich bis zum Kopf erstrecken können, außerdem verschlechtert der dauernde Muskeldruck die Durchblutungssituation in Richtung Kopf, was wiederum schmerzhafte Folgen haben kann.

Rotbusch hat bei Spannungskopfschmerzen recht gute Chancen zu helfen, da seine Flavonoide serotoninbewahrende Eigenschaften in unserem Gehirn besitzen – und das Hormon Serotonin ist verantwortlich für die Ausschüttung schmerzhemmender Substanzen.

So hilft Rotbusch

▶ Rotbusch fördert die Entspannung des gesamten Nervensystems. Dadurch vermag er besonders bei Spannungskopfschmerzen eine wertvolle Hilfe zu sein.

▶ Darüber hinaus erhöhen die Rotbuschflavonoide die Aktivität von Serotonin, das in unserem Körper die Freisetzung von schmerzlindernden Substanzen anregt.

Anwendung: Trinken Sie täglich 1 bis 1 1/2 Liter Rotbuschtee. Die ersten Erfolge sollten sich nach etwa 3 bis 4 Wochen einstellen. Die Kur kann ohne weiteres 2 Monate lang dauern; es schadet auch nicht, wenn Sie in Zukunft für immer den Kaffee am Morgen durch eine Tasse Rotbuschtee ersetzen.

Zusätzliche Maßnahmen

▶ Auch Mittel aus Großmutters Kräuterapotheke können wirksam helfen. Jüngste Untersuchungen der Universität Kiel zeigen, dass Pfefferminzöl – oberhalb der Schläfen mehrmals täglich leicht einmassiert – Kopfschmerzattacken die Schärfe nimmt. Es erzielt dabei eine ähnliche Wirksamkeit wie auch die gängigen Schmerzmittel Azetylsalizylsäure (ASS) und Parazetamol.

▶ Durch Entspannungstechniken wie autogenes Training, isometrische Übungen nach Jacobson oder Biofeedback lassen sich muskuläre Verspannungen wirksam lindern. Bei allen dreien geht es im Wesentlichen darum, dass der Patient ein Gefühl für seine erhöhte Muskelspannung bekommt und sie willentlich zu beeinflussen lernt. Ihre korrekte Anwendung erlernt man am besten bei einem dafür ausgebildeten Psychologen, Psychotherapeuten oder Psychiater.

Tipps für eine gute Haltung

Neben Entspannungsübungen sollten im Arbeitsalltag Haltungskorrekturen vorgenommen werden, um die Muskeln im Nacken- und Kopfbereich vor einseitigen Belastungen zu schützen.

▶ So sollte man während körperlich monotoner Arbeiten häufiger eine Pause einlegen. Wenn aufgrund übermäßiger Konzentration die Pause immer wieder vergessen wird, empfiehlt es sich, einen Zeitgeber einzusetzen, der nach einer festgestellten Zeit – beispielsweise nach einer Stunde – ein Signal gibt.

▶ Darüber hinaus empfiehlt sich – auch wenn er teuer ist und nicht vom Arbeitgeber bezahlt wird – die Anschaffung eines Stuhls mit dynamischer Rückenlehne.

▶ Für Arbeiten über Kopf empfiehlt sich die Benutzung einer Leiter oder eines Hockers.

▶ Bei Drehbewegungen ist es besser, sich mit dem ganzen Körper zu drehen, abrupte Bewegungen des Kopfs sind zu vermeiden.

▶ Automatische Ausgleichsreaktionen des Körpers wie etwa Gähnen, Zukneifen der Augen, Stirnrunzeln sowie Streck- und Reckbewegungen des Körpers sollten nicht aufgrund falsch verstandener Disziplin unterdrückt, sondern bewusst zugelassen werden.

▶ Wer schließlich beruflich häufiger anderen Menschen gegenübersitzen muss, kann mit dem richtigen »Gesprächswinkel« wirksame Kopfschmerzprophylaxe betreiben. Der Besucher wird hierzu nicht frontal gegenüber platziert, sondern im 90-Grad-Winkel am Schreibtischrand. Dadurch wird die mimische Muskulatur entlastet, und die Halsmuskulatur bekommt durch abwechselnde Rotationsbewegungen die Chance, sich zu entspannen.

Verspannungen der Nacken- und Schultermuskulatur können nicht nur heftige Kopfschmerzen herbeiführen, sondern sogar die Ursache für Seh- und Hörstörungen sein.

Windeldermatitis

Symptome

Die Windeldermatitis zeigt sich als Hautausschlag an Gesäß, Genitalien und Oberschenkeln. Die Haut ist gerötet und nässt, bei Fortschreiten können sich offene Stellen bilden. Bei erblich vorbelasteten Kindern kann sie Vorbote einer Neurodermitis sein.

Auslöser und Ursachen

Es gibt mehrere Ursachen für die Windeldermatitis, die auch gemeinsam vorliegen können. Das feuchtwarme Klima unter der Windel kann auf der durch Urin und Stuhl gereizten Haut eine Pilzinfektion hervorrufen. Manchmal ist die Ursache eine Kontaktallergie gegen eine Salbe, ein Puder, eine Windelmarke oder ein Waschmittel, falls Sie Stoffwindeln benutzen. Als weitere Auslöser kommen saures Obst und Fruchtsäfte infrage, die entweder dem Baby verabreicht wurden oder die die stillende Mutter zu sich genommen hat.

Windeldermatitis ist keine Seltenheit. Während der ersten drei Lebensjahre ihres Babys kämpfen beinahe alle Eltern mindestens einmal mit der Windeldermatitis.

So hilft Rotbusch

▶ Rotbusch wirkt entzündungshemmend, seine äußerliche Anwendung sorgt oft sehr schnell für ein Verschwinden des Ausschlags.
▶ Seine antiallergische Wirkung trägt ebenfalls dazu bei, das Kind unempfindlicher gegen Allergene zu machen.
Anwendung: Betupfen Sie die betroffenen Stellen mit einem Wattebausch, der in abgekühlten, konzentrierten Rotbuschtee (1 Esslöffel Rotbuschkraut auf 1 Tasse Wasser, 5 Minuten lang ziehen lassen) eingetaucht wurde. Wiederholen Sie die Anwendung bei jedem Windelwechsel. Unterstützend sollten Sie dem Baby immer wieder (normal konzentrierten) Rotbuschtee in der Flasche geben. Statt Tee können Sie auch Rotbuschcreme anwenden (siehe Seite 82).

Zusätzliche Maßnahmen

Gönnen Sie dem entzündeten Babypo etwas mehr frische Luft. Lassen Sie mal die Windel weg, und legen Sie das Baby für ein paar Minuten mit seitwärts gedrehtem Gesicht auf den Bauch. Achten Sie stets auf einen trockenen Babypo, auch die Oberschenkel sollten gründlich getrocknet werden. Am besten eignet sich dazu übrigens ein Fön, eingestellt auf niedrige Stufe.

Zahnfleischentzündungen

Symptome

Das Zahnfleisch ist gerötet, druckempfindlich und schmerzt. Beim Biss in ein »knackiges« Lebensmittel (z. B. eine Karotte oder einen Apfel) kommt es zur Blutung.

Auslöser und Ursachen

Hauptursache der Zahnfleischentzündungen sind bakterielle Zahnbeläge und Zahnstein, und diese sind wiederum meistens die Folge von ungenügender Zahnpflege. Aber auch falsch sitzende Zahnfüllungen oder -prothesen können zu Zahnfleischentzündungen führen.

So hilft Rotbusch

▶ Rotbusch besitzt adstringierende – zusammenziehende – Eigenschaften, die man bereits spürt, wenn man beim Trinken den Tee etwas länger im Mund behält.

▶ Durch diesen Effekt wird das Zahnfleisch widerstandsfähiger gegenüber Infekten, die Blutung hört auf, typische Entzündungserscheinungen wie Brennen und Rötung werden gelindert.

Anwendung: Spülen Sie 4- bis 5-mal pro Tag mit hoch konzentriertem Rotbuschtee (1 Esslöffel Rotbuschkraut auf 1 Tasse Wasser, 5 Minuten lang ziehen lassen). Stark schmerzende Stellen werden mit einem Wattebausch betupft, der in Salbeitinktur getaucht wurde.

Zusätzliche Maßnahmen

Akupressur lindert den Reizzustand im Zahnfleisch. Stellen Sie sich vor den Spiegel, und suchen Sie die Mittellinie des Gaumens zwischen den oberen Zähnen. Pressen Sie die Stelle mit Ihrem Daumen etwas eine Minute lang. Dann drücken Sie mit den Zeigefingern eine Minute lang die beiden Mundwinkel, der Mund ist dabei entspannt.

Der regelmäßige Verzehr von Rotbusch sorgt insgesamt für eine bessere Mundhygiene, da er süß schmeckt, ohne Zucker zu enthalten. Sein hoher Fluorgehalt schützt vor Karies.

Rotbusch für Figur und Haut

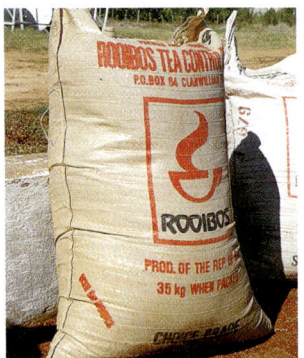

Rooibos ist auch ein gesunder Schlankmacher.

Der Weg zur Idealfigur

Aus ernährungswissenschaftlicher Sicht kann der Weg zum Idealgewicht nur über eine längerfristige Nahrungsumstellung führen: weniger tierische Fette, weniger Alkohol, weniger Einfachzucker aus Süßigkeiten, Limonaden und Weißmehlprodukten, mehr komplexe Kohlenhydrate aus Vollkorn, Gemüse und Obst sowie eine ausreichende Versorgung mit Vitaminen, Spurenelementen und Mineralien. Nicht zu vergessen ist schließlich der Faktor Bewegung. Wer regelmäßig Sport betreibt, verbrennt nicht nur mehr Kalorien, sondern er sorgt mit dem Aufbau von Muskelmasse gleichzeitig dafür, dass mehr kalorienverbrennendes Körpergewebe angelegt wird. Willkommener Nebeneffekt dabei ist auch, dass die Figur insgesamt straffer und die Haut besser durchblutet wird.

Wer nicht nur Gewicht verlieren, sondern auch die Figur verbessern möchte, kommt nicht darum herum: Nur zusätzliche körperliche Bewegung hilft gegen schlaffe Muskeln und wabbeliges Gewebe.

Fasten ist auch eine spirituelle Erfahrung

Trotzdem kann es sinnvoll sein, sich für einige Tage einer strengen Diät zu unterziehen. Etwa um zu entschlacken, also den Körper von Giften, Stoffwechselresten und dergleichen zu reinigen. Oder um zu positiven psychischen Erfahrungen zu gelangen. In allen größeren Religionen spielen Fastenkuren eine große Rolle. Dabei geht es nicht nur um das Prinzip der Reinigung, sondern auch darum, sich geistig zu disziplinieren und – frei von körperlichen Begierden – den Bewusstseinshorizont zu erweitern. Doch auch weniger religiös veranlagte Menschen berichten immer wieder davon, dass sie sich während und nach einer strengen Diät einfach besser fühlen: mit mehr Selbstbewusstsein, mehr Körpergefühl und mehr Energie.

Rotbusch und Nulldiät

Die radikalste aller Entschlackungskuren ist sicherlich die Nulldiät. Ihr Name ist Programm: Die Kalorienzufuhr wird auf null reduziert, lediglich Wasser, Säfte oder Tee dürfen verzehrt werden. Zur Gewichtsreduktion taugt diese Diät nicht, denn nach ihrer Beendigung kehrt man meistens wieder zu den alten Ernährungsgewohnheiten und damit auch zum alten Körpergewicht zurück.

Außerdem ist der Stoffwechsel darauf eingestellt, bei drastischem Nahrungsentzug viel sparsamer mit den Reserven umzugehen und zudem sofort wieder die Vorräte in Form von Körperfett aufzustocken, sobald das Kalorienangebot reichhaltiger wird. Lästig, wenn man Gewicht verlieren möchte, aber ein sehr kluger biologischer Mechanismus, der uns aus den Zeiten unserer Vorfahren erhalten geblieben ist, als das Nahrungsangebot oft knapp war und nur unregelmäßig zur Verfügung stand.

Ein guter Start für einen gesünderen Lebenswandel

Im Vordergrund der Nulldiät stehen Selbsterfahrung und Entschlackung, viele Menschen besinnen sich nach einer strengen Fastenkur insgesamt auf einen gesünderen Lebenswandel. Voraussetzung ist allerdings, dass man völlig gesund ist, denn der komplette Nahrungsverzicht stellt doch einige Herausforderungen an den Körper. Weiterhin darf er nicht zu einem Komplettverzicht auf Mineralien, Vitamine und Wasser führen.

Wer also eine Nulldiät betreibt, muss die richtigen Getränke wählen, um sich ausreichend mit unentbehrlichen Biostoffen zu versorgen. Neben Mineralwasser und zuckerfreien Fruchtsäften ist Rotbusch zur Begleitung der Nulldiät geradezu ideal:

▶ Er enthält kein Koffein. Auf diese Weise führt er – im Unterschied zu schwarzem und grünem Tee – zu keiner zusätzlichen Reizung der Magenwände, die während einer Nulldiät ohnehin in besonderem Maß sensibilisiert sind.

Der Rotbuschtee ist ein idealer Partner für die Nulldiät, typische Begleiterscheinungen wie Ermüdung und Übersäuerung können durch ihn wirksam gelindert werden. Außerdem trägt er zur Deckung des Vitamin- und Mineralienbedarfs bei.

▶ Als Folge des abrupten Nahrungsentzugs rebelliert bei vielen Menschen der Magen. Durch den Säure puffernden und entspannenden Rotbuschtee können typische Symptome wie Bauchgrummeln, Magen- und Sodbrennen wirksam gemildert werden.

▶ Bei Nulldiäten besteht grundsätzlich die Gefahr von Mineralien- und Vitaminmangel. Mit seinem hohen Gehalt an Vitamin C und seinem breiten Mineralienprofil kann der Rotbusch hier ausgesprochen wirksam gegensteuern.

▶ Jede ernst gemeinte Nulldiät durchläuft eine Phase, in der wir Heißhunger auf Süßes verspüren und mitunter nachts sogar von Süßigkeiten träumen – ein Reaktionsmuster, mit dem unsere Psyche und unser auf Zucker angewiesenes Gehirn uns auf den »normalen« Ernährungspfad zurückführen will. Rotbusch kann hier eine wirkungsvolle Hilfe sein. Denn er stillt mit seinem fruchtigen Geschmack unser Bedürfnis nach Süßem, ohne uns dabei mit mineralien- und vitaminraubendem Einfachzucker zu attackieren.

Rotbusch enthält kein Koffein. Dadurch schont er die Magenwände, die vor allem bei radikalen Diäten sehr sensibel sein können.

Der optimale Rotbuschdrink für die Nulldiät

Zutaten: 1/2 l Rotbuschtee, 1/2 l Orangensaft, 1/2 l Ginger Ale, 1/4 l Soda, 1–2 Zitronenscheiben

Zubereitung: Rotbuschtee und Orangensaft miteinander vermischen. Kurz vor dem Servieren mit Ginger Ale und Soda auffüllen. Mit 1 oder 2 Zitronenscheiben garnieren.

Das Getränk hat für eine Nulldiät genau die richtige Temperatur, wenn der Rotbuschtee noch heiß mit den übrigen, kalten Zutaten vermischt wird.

Rotbusch und Reduktionsdiät

Es gibt nur sehr wenige Diäten, die eine gewisse Chance beim Abspecken besitzen. Genannt seien die Brigitte-Diät, die »Pfundskur« von Professor Pudel und die FIT FOR FUN-Diät. Sie besitzen in der Regel den gemeinsamen Nenner, dass sie den Verzehr von tierischen Fetten und minderwertigen Einfachzuckern reduzieren, auf der anderen Seite mehr Fisch, Vollkorn, Gemüse und Obst auf den Speiseplan setzen, um auf diese Weise den Körper mit wichtigen Proteinen, Mineralien, Vitaminen und komplexen Kohlenhydraten zu versorgen. Insgesamt wird natürlich die Kalorienzufuhr eingeschränkt, denn daran kommt letzten Endes keine Erfolg versprechende Diät vorbei: Wer dauerhaft abnehmen will, muss nun einmal seine tägliche Kalorienzufuhr zurückfahren.

Den Heißhunger auf Süßes überlisten

Alle Diäten haben jedoch in der Regel mit dem Kardinalproblem zu kämpfen, dass sie immer wieder vom Heißhunger auf Süßes begleitet werden. Doch gerade hier kann der Rotbusch eine wirksame Hilfe sein. Denn er befriedigt das Verlangen nach Süßem, das uns ja vor allem dann befällt, wenn wir geistig hart arbeiten. Eine weitere Krisensituation, in der oft ein Verlangen nach Süßem entsteht, ist die Zeit nach einem Essen mit viel tierischem Fett oder kräftigen Gewürzen. Daher unser Tipp: Trinken Sie bei einer Reduktionsdiät vor allem während der Mittags- und Abendmahlzeiten immer eine Tasse Rotbuschtee, um dadurch Ihr Bedürfnis nach Süßem zu stillen.

Bei Diäten werden wir immer wieder von Heißhunger nach Süßem überfallen. Unser Gehirn versucht uns auf diese Weise mitzuteilen, dass wir bloß nicht seine Zuckerversorgung vergessen sollen. Es ist jedoch ein Fehler, diesem Heißhunger zu folgen, denn Süßwaren heben den Blutzuckerspiegel nur kurzfristig an. Besser ist eine Kombination aus Rotbuschtee und Banane, Kürbis oder Kartoffeln.

Versuchen Sie, Ihre Zunge umzuerziehen: Statt zu Schokolade, Kuchen, Bonbons oder Eis sollte man zu köstlichem Obst greifen. Das liefert auch Süße – und außerdem gesunde Vitamine, Mineralien und Spurenelemente.

Den Zuckerbedarf auf gesunde Weise stillen

Der Drink für die Reduktionsdiät eignet sich auch als erfrischendes Getränk für heiße Sommertage. Alternativ zum Zitronensaft können Sie auch 100 Milliliter Ananassaft nehmen.

Besonders verführerisch ist es für viele Menschen, bei angestrengter beruflicher Konzentration als schnelle Energiezufuhr nach einem Schokoriegel oder anderen Süßigkeiten zu greifen. Zu längeren geistigen Arbeiten sollte immer eine Tasse Rotbuschtee parat stehen, aus der Sie dann alle paar Minuten etwas trinken können.

Und für den Zuckerbedarf Ihres Gehirns greifen Sie nicht etwa auf Schokolade (enthält nur kurzfristig wirksamen Einfachzucker) oder Müsliriegel (enthält vor allem Fett) zurück, sondern auf Gemüse- und Obstsorten mit komplexem Kohlenhydratprofil aus schnell und langsam wirkenden Zuckern (z. B. Bananen, Erbsen, Kürbis, Kartoffeln und Karotten).

Der optimale Rotbuschdrink für die Reduktionsdiät

Zutaten: 1 reife Banane, 1/2 l frischer Rotbuschtee, 50 ml Zitronensaft, 1/4 l Ginger Ale, 1/4 l Soda

Zubereitung: Die Banane schälen, klein schneiden und mit einer Gabel zerdrücken. Banane, Rotbuschtee und Zitronensaft gut miteinander vermischen.

Soda und Ginger Ale werden erst kurz vor dem Servieren aufgefüllt, bei Bedarf können noch Eiswürfel dazugegeben werden.

Rotbusch für die Haut

Den Alterungsprozess hinauszögern

In Deutschland nimmt der schwarze Hautkrebs – das maligne Melanom – immer mehr zu. Wissenschaftler gehen davon aus, dass sich die Melanomfälle alle 10 bis 15 Jahre verdoppeln. Die Ursachen: Die schädlichen Strahlenbelastungen in der Atmosphäre nehmen immer mehr zu, und die Menschen legen sich im Sommer zu lange in die Sonne, um braun zu werden.

Hauptursache für die Alterungsprozesse der Haut sind freie Radikale, die aufgrund ihrer enormen Bindungsfreudigkeit die Keratinozyten der oberen und die Fibroblasten der unteren Hautschicht attackieren. Die Folge: Die Haut verliert an Spannung und entwickelt Falten. Außerdem wird sie anfälliger für Infekte und krebsartige Veränderungen in ihrem Zellgewebe. Feuchtigkeitsentzug, Luftverschmutzung, ultraviolette Strahlen, Stress, Rauchen und Alkohol fördern die Bildung von freien Radikalen in der Haut und damit auch deren Alterungsprozess. Da es unmöglich ist, diesen Risikofaktoren vollständig aus dem Weg zu gehen, ist es ratsam, die Haut mit Substanzen zu schützen, die freie Radikale unschädlich machen.

Diese bezeichnet man folgerichtig als Radikalefänger. Dazu zählen beispielsweise die Vitamine C und E sowie Karotinoide, Flavonoide und einige Gerbstoffe. Die richtige Kombination dieser einzelnen Biostoffe zu finden, ist jedoch für Chemiker, Pharmakologen und Mediziner recht schwierig. Im Rotbusch haben sich Radikalefänger in optimaler Kombination zusammengefunden.

Rotbusch als natürlicher Hautschutz

Cremes und Lotionen aus Rotbusch verfolgen vor allem drei Ziele:

▶ Sie versorgen die obersten Hautschichten mit Wasser und verhindern dadurch, dass die Haut bei starken mechanischen Belastungen wie Küchenarbeit oder Waschen austrocknet.

▶ Sie bilden einen natürlichen Strahlenschutz. Hautpflegemittel mit Rotbuschtee filtern zwar keine UV-Strahlen aus dem Sonnenlicht, doch haben sie noch wertvollere Schutzmechanismen. Sie fangen die schädlichen Folgeprodukte der Strahlung – nämlich die freien Radikale – gleich nach ihrem Entstehen direkt wieder ein.

▶ Cremes und Lotionen aus Rotbusch wirken als so genanntes Emolliens, das bedeutet, dass sie die Haut bei häufigerem Gebrauch weicher und geschmeidiger machen.

Rezepte für Hautpflegemittel mit Rotbuschtee

Rotbuschlotion

Zutaten: 1/4 l Wasser, 4 EL Rotbuschkraut, 1/4 l Buttermilch

Zubereitung: Das Wasser aufkochen und auf das Rotbuschkraut gießen. 5 Minuten lang ziehen lassen, anschließend durch ein Sieb abseihen. Den Tee mit der Buttermilch vermischen.

Der beste Schutz gegen Sonne ist der Schatten. Wer längere Aufenthalte in der Sonne nicht vermeiden kann, sollte sich in jedem Fall mit Sonnenmilch eincremen. Ihr Effekt wird noch optimiert, wenn man sie kurz vor dem Auftragen mit etwas hoch konzentriertem (1 Esslöffel auf 1 Tasse Wasser) Rotbuschtee vermischt.

Mit selbst hergestellten Rotbuschpflegemitteln tut man seiner Haut Gutes und weiß über die Inhaltsstoffe genau Bescheid.

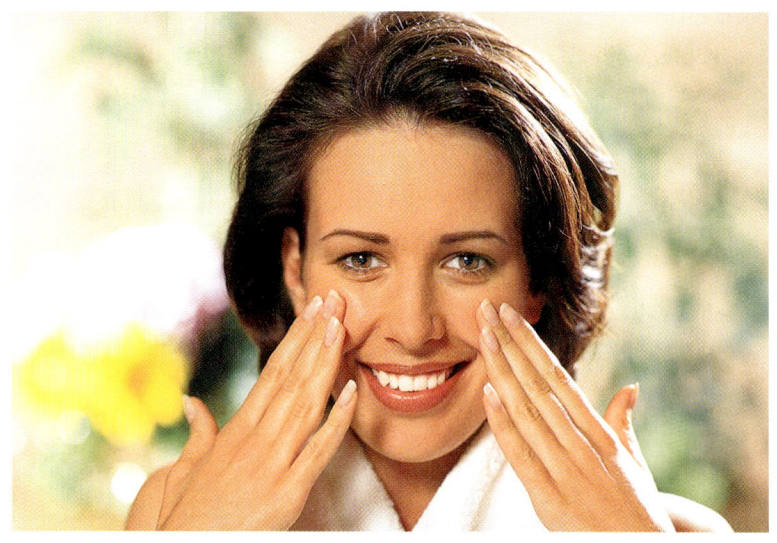

Anwendung: Lotionen aus Rotbuschtee empfehlen sich besonders zur Hautpflege nach Sonnenbädern. Ihr Effekt: Sie kühlen, speichern Wasser in der Haut und befreien sie von freien Radikalen, bei drohendem Sonnenbrand wirken sie entzündungshemmend. Lotionen sind allerdings nicht lange haltbar, im Kühlschrank aufbewahrt behalten sie ihre Wirkung etwa 24 Stunden lang.

Rotbuschcreme

Zutaten: 100 ml Wasser, 2 TL Rotbuschkraut, 20 g Jojoba- oder Mandelöl, 20 g Kakaobutter, 10 g Bienenwachs, 6 ml Alkohol (70 %)

Zubereitung: Das Wasser kurz aufkochen, danach 5 Minuten abkühlen lassen. Auf das Rotbuschkraut gießen. 5 Minuten ziehen lassen, dann durch ein Sieb abseihen. Jojoba- oder Mandelöl zusammen mit der Kakaobutter im Topf erhitzen, den Tee dazugießen und umrühren. Kochen lassen, bis das Wasser verdunstet ist und sich der Tee mit dem Öl verbunden hat.

Um ein Anbrennen zu verhindern, kann man den Topf in ein Wasserbad stellen. Die Mischung darf nicht zu heiß werden. Der kritische Punkt ist erreicht, wenn das Wasser verdunstet ist. Das Bienenwachs hinzufügen und gut durchrühren. Zur Verbesserung der Haltbarkeit

Bei der Creme können Sie anstelle von Kakaobutter auch Schweineschmalz nehmen. Sein Vorteil: Die Rotbuschwirkstoffe ziehen besser in die Haut ein, die Heilkraft der Creme ist dadurch größer. Sein Nachteil: Es nimmt etwas von dem fruchtigen Geruch der Rotbuschcreme.

wird am Ende der Alkohol untergemischt. Die Mischung in ein kleines Salbengefäß umfüllen; hier kann sie dann abkühlen und nimmt die Konsistenz einer Salbe an.

Anwendung: Rotbuschcreme eignet sich zur täglichen Pflege der strapazierten Haut. Sie hält Ihre Haut elastisch und gibt Ihnen einen weichen Teint. Sie ist vor allem geeignet für Menschen, die längere Zeit in verrauchten oder verschmutzten Räumen verbringen.

Vaselinesalbe mit Rotbusch

Zutaten: 100 g Vaseline, 1 EL Rotbuschkraut

Zubereitung: Vaseline zerlassen und mit dem Rotbusch zusammen zum Kochen bringen. Etwa 5 Minuten lang bei schwacher Hitze kochen lassen und gut umrühren. Dann durch ein dünnes Mulltuch abseihen und die ganze Flüssigkeit aus dem Kraut herausdrücken. In ein Salbengefäß umfüllen und abkühlen lassen.

Anwendung: Rotbuschsalbe eignet sich vor allem zur Pflege vor und nach Sonnenbädern, sie unterstützt auch den Heilungsverlauf von kleineren Sonnenbränden.

Rotbuschgesichtsmaske

Zutaten: 1 kleine Tasse Wasser (120 bis 150 ml), 1 EL Rotbuschkraut, 3 EL Weizenkeime, 1 EL Honig

Zubereitung: Das Wasser kurz aufkochen, 5 Minuten lang abkühlen lassen und auf das Rotbuschkraut gießen. 5 Minuten lang ziehen lassen, abseihen und abkühlen lassen. In der Zwischenzeit die Weizenkeime mit dem Honig vermischen. Den Teeaufguss unter den Brei mischen.

Anwendung: Der Brei wird als Packung auf dem Gesicht verstrichen, die Haut sollte zuvor gründlich gereinigt worden sein. Die Augenpartie bleibt frei. Dauer der Anwendung: 20 Minuten. Danach den Brei mit reichlich lauwarmem Wasser abwaschen, das Gesicht mit kaltem Wasser nachspülen.

Die Rotbuschmaske sollte am besten abends zum Einsatz kommen. Sie macht die Haut elastisch und widerstandsfähiger gegenüber schädlichen Umweltreizen; sie eignet sich besonders zur Pflege von trockener und normaler Haut.

Die Herstellung von eigenen Hautpflegemitteln ist nicht schwer. Sie sind allerdings in der Regel nicht so lange haltbar wie die industriegefertigten Produkte. Dafür enthalten sie jedoch auch keine problematischen Duft- und Konservierungsstoffe.

Rezepte mit Rotbusch für jeden Anlass

Getränke für Alltag und Partys

Rotbuschtee ist nicht nur ein gesundes Familiengetränk für jeden Tag, sondern lässt sich auch vielfältig abwandeln zu erfrischenden Cocktails und Bowlen für größere und kleinere Partys mit Freunden. Die alkoholfreien Varianten eignen sich auch sehr gut als farbenfrohes Getränk für den Kindergeburtstag.

Alkoholfreie Rotbuschdrinks

Rotbusch-Partypunsch (für 16 Portionen)

Zutaten: 1 l Wasser, 2 EL Rotbuschkraut, 1/2 l Apfelsaft, 1/2 l roter Traubensaft, 350 ml Apfelsaft, einige halbierte, kernlose Weintrauben, einige entkernte Apfelscheiben

Zubereitung: Das Wasser kurz aufkochen und über den Rotbusch gießen, 3 Minuten lang ziehen lassen, abseihen. Rotbuschtee mit den Säften vermischen, abkühlen lassen. Zum Servieren mit halbierten Weintrauben und Apfelscheiben garnieren.

Tropenpunsch (für 16 Portionen)

Zutaten: 1/2 l Wasser, 1 EL Rotbuschkraut, 1/2 l Orangensaft, 300 ml Ananassaft, 300 ml Apfelsaft, 100 g Kristallzucker (Kastorzucker), 1 l Ginger Ale, 2 Orangen

Zubereitung: Das Wasser aufkochen und den Rotbusch überbrühen, 4 Minuten lang ziehen lassen, danach abseihen. Den Rotbuschtee mit den Säften und Zucker vermischen und erhitzen, bis der Zucker gelöst ist. Abkühlen lassen. Vor dem Servieren Ginger Ale und die in feine Scheiben geschnittenen Orangen hinzufügen.

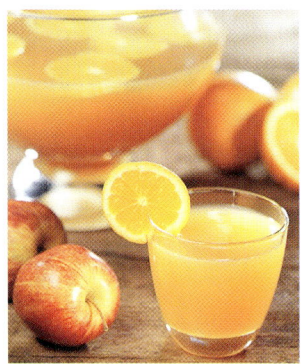

Mixen mit Rotbusch macht Spaß und schmeckt gut.

Der Tropenpunsch ist das ideale Erfrischungsgetränk für sommerliche Feiern im Freien. Allein seine frische rotgelbe Farbe löst schon ein Prickeln auf der Zunge aus.

Rotbuschshake mit Aprikosen (für 2 Personen)

Zutaten: 400 ml Wasser, 2 TL Rotbuschkraut, Eiswürfel, 4 reife Aprikosen, 1 Zitrone, 2 TL Puderzucker, 4 Kugeln Vanilleeis, 2 Zweige Zitronenmelisse

Zubereitung: Das Wasser kurz aufkochen und über den Rotbusch gießen, 3 Minuten lang ziehen lassen und in 2 mit reichlich Eiswürfeln bestückte Gläser abseihen.

Die Aprikosen mit kochendem Wasser überbrühen, häuten, entsteinen und fein zerschneiden. Die Zitrone auspressen, ihren Saft mit den Aprikosestücken und dem Puderzucker in einen Mixer geben. Das Ganze pürieren, den Rotbuschtee samt den Vanilleeiskugeln hinzugeben und alles schaumig aufschlagen.

Den Shake sofort in Longdrinkgläser gießen und mit jeweils 1 Zitronenmelissezweig garnieren.

Apfelflip (für 2 Personen)

Zutaten: 400 ml Wasser, 2 TL Rotbuschkraut, 1 kleiner Apfel, Zitronensaft, 100 ml klarer Apfelsaft

Zubereitung: Das Wasser kurz aufkochen und über den Rotbusch gießen. 3 Minuten lang ziehen lassen, abseihen und erkalten lassen. Den Apfel waschen, entkernen und in dünne Spalten schneiden. Die Schnitten mit Zitronensaft beträufeln und in Apfelsaft einlegen. Dann die Apfelspalten und den Saft in 2 Longdrinkgläser füllen. Mit dem Rotbuschtee auffüllen und einige Eiswürfel hinzugeben.

Gewürzpunsch (für 16 Portionen)

Zutaten: 1 l Wasser, 2 EL Rotbuschkraut, 2 Gewürznelken, 2 Zimtstangen, 1 l Apfelsaft, 2 Zitronen, abgeriebene Schale von 2 unbehandelten Orangen, Honig nach Belieben, 1 Orange

Zubereitung: Das Wasser aufkochen und Rotbusch, Gewürznelken und Zimtstangen damit überbrühen, 4 Minuten lang ziehen lassen, abseihen. Den Tee mit dem Apfelsaft, den in feine Scheiben geschnittenen Zitronen und der Orangenschale vermischen, gut abkühlen lassen. Nach Belieben mit Honig abschmecken, schließlich beim Servieren mit der in Scheiben geschnittenen Orange garnieren.

Die süße Vanille ist nicht nur aus kulinarischen Gründen ein vorzüglicher Partner für den Rotbuschtee. Sie ist leicht bekömmlich und besitzt laut jüngeren Untersuchungen sogar antibiotische und immunstärkende Eigenschaften.

Der Zitruslikör mit Rotbusch hat ein frisches Aroma und eignet sich auch als pfiffige Sauce zu Dessertcremes und Eisbechern.

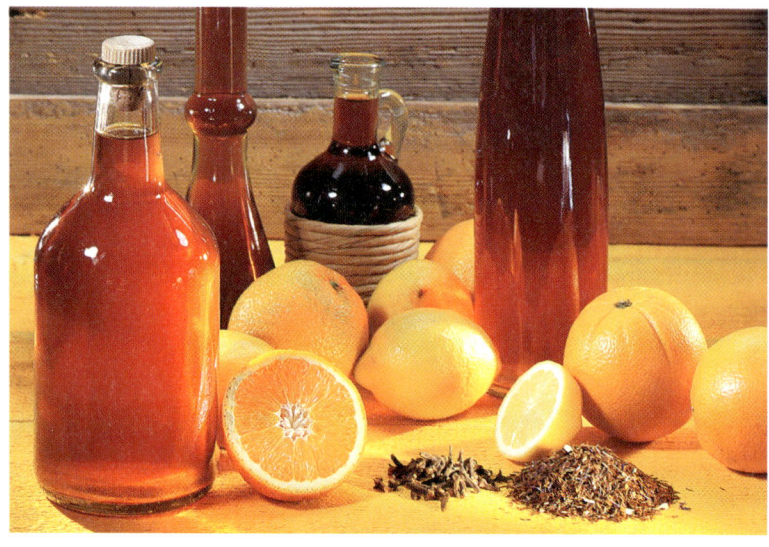

Rotbuschdrinks mit Schuss

Rotbuschkefir (für 2 Personen)

Zutaten: 200 ml Rotbuschtee (aus 1 TL Rotbuschkraut, 3 Minuten lang ziehen lassen), 1 Schnapsglas (2 cl) Beerenlikör, 300 g Kefir (Vollfettstufe), 1/4 l Mineralwasser

Zubereitung: Den abgekühlten Rotbuschtee und den Likör miteinander mischen. Mit einem Schneebesen oder dem Mixstab den Kefir gründlich unterrühren. Gut kühlen und vor dem Servieren mit Mineralwasser auffüllen.

Rotbuschkefir ist aufgrund seines Kohlensäuregehalts das ideale Erfrischungsgetränk. Sein Alkoholgehalt ist so gering, dass man ihn auch in größeren Mengen trinken kann.

Rotbusch-Rotwein-Drink (für 16 Portionen)

Zutaten: 1 l Wasser, 2 EL Rotbuschkraut, 400 g Kristallzucker (Kastorzucker), 2 Orangen, 2 Zitronen, 1 Zimtstange, 1 l Rotwein, 50 ml Brandy, 1 l Soda, Eiswürfel

Zubereitung: Das Wasser aufkochen und den Rotbusch überbrühen, 2 Minuten lang ziehen lassen, danach abseihen.
Den Kristallzucker bei mittlerer Hitze im Topf mit Rotbuschtee lösen, in etwa 2 Minuten zu Sirup verkochen lassen. Die Orangen und

Zitronen in feine Scheiben schneiden und mit der Zimtstange in ein Mixgefäß füllen. Den Rotbuschsirup darüber gießen, 4 Stunden lang ziehen lassen. Mit Wein und Brandy auffüllen und gut kühlen. Vor dem Servieren Soda und Eiswürfel dazugeben.

Rotbuschsangria (für 20 Portionen)

Zutaten: 2 EL Rotbuschkraut, 1 l Wasser, 420 g Kristallzucker (Kastorzucker), 2 Äpfel, 2 Zitronen, 2 Orangen, 2 Flaschen Rotwein, 1/4 l Brandy, 1 l Soda

Zubereitung: Den Rotbusch mit kochendem Wasser überbrühen, 2 Minuten lang ziehen lassen, danach abseihen.

Den Zucker im heißen Rotbuschtee lösen, abkühlen lassen. Äpfel entkernen und in Spalten schneiden, Zitronen und Orangen schälen, Fruchtfleisch würfeln. Früchte mit Rotwein und Brandy zum Rotbuschtee geben. Kühl stellen, vor dem Servieren mit Soda auffüllen.

Zitruslikör (für 2 Literflaschen)

Zutaten: abgeriebene Schale von 6 Orangen und 6 Zitronen, 10 Gewürznelken, 1 1/2 l Brandy, 5 TL Rotbuschkraut, 3/4 l Wasser, 600 g Kristallzucker (Kastorzucker)

Zubereitung: Die Orangen- und Zitronenschalen sowie die Gewürznelken mit dem Brandy in einem verschlossenen Gefäß 2 Wochen lang ziehen lassen.

Den Rotbusch mit kochendem Wasser überbrühen, 3 Minuten lang ziehen lassen, danach abseihen. Den Zucker im Rotbuschtee verrühren, etwa 15 Minuten lang ohne Deckel kochen lassen.

Den Brandy durch ein Tuch abseihen und mit dem Rotbuschsirup vermischen. In sterilisierte Flaschen abfüllen.

Pfirsichnektar »Am Kap« (für 20 Portionen)

Zutaten: 2 EL Rotbuschkraut, 1 l Wasser, 2 Dosen (je ca. 410 g) abgetropfte Pfirsiche, 50 g Kristallzucker (Kastorzucker), 125 ml Portwein, 1 l Pfirsichsaft, 1 l Ginger Ale, 1 Flasche Sekt

Zubereitung: Den Rotbusch mit kochendem Wasser überbrühen, 2 Minuten lang ziehen lassen, danach abseihen. Die Pfirsiche mit Zucker

Zusammen mit Rotwein ergibt Rotbusch einen einzigartigen exotischen Farbton und Geschmack. Bevorzugen Sie Weine aus sonnigen Gebieten wie Südafrika oder Kalifornien.

bestreuen, den Portwein darüber gießen. 2 Stunden lang ziehen lassen. Rotbuschtee und Pfirsichsaft hinzufügen und gut kühlen. Vor dem Servieren mit Ginger Ale und Sekt auffüllen.

Zum Aufwärmen an kalten Tagen

Rotbuschtee mit Zimt (für 4 Personen)

Zutaten: 3 cm Zimtstange, 2 Nelkenköpfchen, 6 gestrichene TL Rotbuschtee, 1 l Wasser

Zubereitung: Zimtstange zerschneiden und mit den Nelkenköpfchen im Mörser zerstoßen. Mit dem Rotbuschkraut vermischen. Das Wasser kurz aufkochen und über die Tee-Gewürz-Mischung gießen. 3 Minuten lang ziehen lassen, danach durch ein Sieb abseihen. Auf 4 Tassen verteilen.

> Rotbuschtee, der mit Gewürzen wie Zimt, Nelke oder Vanille vermischt wurde, lässt sich durchaus einige Monate lang aufbewahren. Sein Aroma wird mit der Zeit dann immer intensiver.

»Irish Tea« (für 6–8 Portionen)

Zutaten: 2 EL Rotbuschkraut, 1 l Wasser, 200 ml irischer Malt-Whisky, 65 g brauner Zucker, 1 Becher Schlagsahne, zerriebene Schokolade

Zubereitung: Den Rotbusch mit kochendem Wasser überbrühen, 2 Minuten lang ziehen lassen, danach abseihen. Die Gläser bereitstellen und in jedes Glas 25 bis 30 Milliliter Whisky füllen. Mit Rotbuschtee auffüllen. Den Zucker in den Gläsern verrühren, bis er sich gelöst hat. Vor dem Servieren jedes Glas mit einer Sahnehaube und Schokoladensplittern garnieren.

> »Irish Tea« schmeckt am besten, wenn er richtig warm ist. Sie sollten also den heißen Rotbuschtee auf den Whisky gießen.

Rotbuschglühwein (für 6 Personen)

Zutaten: 1 1/2 EL Rotbuschkraut, 1/2 l Wasser, 2 unbehandelte Zitronen, 4 EL Honig, 2 Gewürznelken, 1 Zimtstange, 1 l Rotwein

Zubereitung: Den Rotbusch mit kochendem Wasser überbrühen und 8 Minuten lang ziehen lassen. In einen großen Topf abseihen. Die Zitronen heiß abwaschen und die Schale dünn abschälen. Mit Honig und den Gewürzen zum Rotbuschtee geben und erhitzen, bis sich der Honig gelöst hat. Den Rotwein dazugießen und erhitzen, aber nicht kochen lassen. Gewürze abseihen, nach Belieben nachsüßen.

Kochen mit Rotbusch

Raffinierte Suppen und Saucen

Rotbuschsuppe mit Gemüseallerlei (für 6 Personen)

Zutaten: 500 g weiße Bohnen, 250 g gewürfelter Speck, 2 Knoblauchzehen, 1 Zwiebel, 2 Stangen Sellerie, 1 Karotte, 1 TL getrockneter Rosmarin, 1/2 Kohlkopf, 3 Babykürbisse, 2 Lauchstangen, 30 g Tomatenpaste, 1 TL getrocknetes Basilikum, 3 TL gehackte Petersilie, 1 Gewürznelke, Salz, Pfeffer, 3 l heißer Rotbuschtee (aus 6 EL Rotbuschkraut, 3 Minuten lang ziehen lassen)

Zubereitung: Die Bohnen waschen und in einem Topf mit Salzwasser etwa 5 Minuten lang kochen. Den Topf vom Herd nehmen und die Bohnen 1 Stunde lang weichen lassen. Erneut aufkochen und 1 1/2 Stunden lang kochen lassen, bis die Bohnen gar sind.

Den Speck fein würfeln und in der Pfanne braten. Den Knoblauch abziehen und zerdrücken, die Zwiebel abziehen und in Würfel schneiden. Sellerie und Karotte waschen und in Scheiben schneiden. Knoblauch, Zwiebel, Sellerie, Karotte und Rosmarin zum Speck geben und zusammen anbraten.

Den Kohlkopf, die Babykürbisse und die Lauchstangen waschen, putzen und in Scheiben schneiden. Das Gemüse mit den übrigen Gewürzen und dem Rotbuschtee zu den Bohnen geben, den Inhalt der Pfanne ebenfalls hinzufügen.

Alles noch einmal 30 Minuten lang kochen lassen. Mit Salz und Pfeffer abschmecken.

Die Suppe wird heiß serviert, am besten mit etwas Vollkornbrot oder frischen Baguettescheiben.

Das Einweichen der Erbsen in Rotbuschtee für die Erbsensuppe scheint eine recht ungewöhnliche Methode, gibt den Hülsenfrüchten aber eine einmalig fruchtig-exotische Note.

Erbsensuppe mit Rotbusch (für 6 bis 8 Personen)

Zutaten: 500 g getrocknete Erbsen, 4 1/2 l Rotbuschtee (aus 9 EL Rotbuschkraut, 3 Minuten lang ziehen lassen), 1 große Zwiebel, 25 ml Sonnenblumenöl, 100 g Schinken, 2 große Kartoffeln, 2 große Karotten, 2 Lorbeerblätter, Salz, Pfeffer

Zubereitung: Die Erbsen über Nacht in Rotbuschtee weichen lassen. Am nächsten Tag die Erbsen samt Rotbuschtee im Topf aufkochen, dann die Hitze reduzieren und so lange kochen lassen, bis die Erbsen gar sind.

Die Zwiebel abziehen und fein würfeln. In der Pfanne mit Sonnenblumenöl anrösten. Den Schinken würfeln, die Kartoffeln waschen, schälen und grob raspeln. Die Karotten waschen und putzen und ebenfalls grob raspeln.

Schinkenwürfel und Gemüse mit den Gewürzen und der gebratenen Zwiebel zu den Erbsen geben. Noch etwa 20 Minuten lang zugedeckt kochen lassen.

Zum Schluss die Lorbeerblätter entfernen und mit knusprigem Weißbrot servieren.

In Südafrika wird Rotbusch recht häufig für Suppen verwendet. Er macht sie bekömmlicher und gibt ihnen eine lebendige und kräftige Farbe.

Kalte Tomaten-Rotbusch-Suppe (für 6 Personen)

Zutaten: 200 g Paprika, 1 Zwiebel, 1 Knoblauchzehe, 800 g geschälte Tomaten, 450 ml Rotbuschtee (aus 1 EL Rotbuschkraut, 3 Minuten lang ziehen lassen), 12 ml Sonnenblumenöl, 10 ml brauner Weinessig, Salz, Pfeffer, Curry, 50 ml Schlagsahne

Zubereitung: Die Paprika waschen, putzen und in grobe Stücke schneiden. Die Zwiebel und den Knoblauch abziehen und beides fein würfeln. Das Gemüse mit den blanchierten und geschälten Tomaten, dem Rotbuschtee, Öl und Essig im Mixer pürieren. Mit Salz, Pfeffer und Curry kräftig abschmecken.

Die Suppe im Kühlschrank gut kühlen. Vor dem Servieren mit einem Häubchen Schlagsahne garnieren.

Kalte Kirsch-Rotbusch-Suppe

Zutaten: 930 ml Rotbuschtee (aus 2 EL Rotbuschkraut, 3 Minuten lang ziehen lassen), 100 g Kristallzucker (Kastorzucker), 1 Zimtstange, 500 g Sauerkirschen aus dem Glas, 150 ml Rotwein, 15 g Stärkemehl, 60 ml Schlagsahne

Zubereitung: 900 Milliliter Rotbuschtee, Kristallzucker und Zimt in einer hohen Pfanne erhitzen, bis der Zucker gelöst ist. Danach noch 5 Minuten lang kochen lassen. Die Kirschen in einem Sieb abtropfen lassen und hinzufügen. Die Zimtstange entfernen und mit dem Wein aufgießen. Das Stärkemehl mit dem verbliebenen Rotbuschtee (30 Milliliter) zu einer Paste verrühren. Dem Kirschen-Wein-Tee-Gemisch in der Pfanne unter ständigem Rühren zufügen und noch einmal kurz aufkochen lassen, bis die Suppe leicht gebunden ist. Im Kühlschrank abkühlen lassen. Dann mit kleinen Sahnehäubchen servieren.

Rotbuschsauce zu Schweine- oder Rindfleisch

Zutaten: 1 Zwiebel, 2 EL Olivenöl, 20 g Butter, 30 g Mehl, 300 ml Rotbuschtee (aus 1 TL Rotbusch, 2 Minuten lang ziehen lassen), 1 Knoblauchzehe, Salz, Pfeffer

Zubereitung: Die Zwiebel abziehen und in Würfel schneiden. In der Pfanne etwa 5 Minuten lang im heißen Olivenöl bei kleiner Hitze dämpfen. Dann die Butter und das Mehl hinzumischen, die Pfanne vom Herd nehmen.

Den Rotbuschtee zugießen, gut verrühren und die Pfanne wieder auf die Herdplatte stellen. 5 Minuten lang kochen lassen, dabei gut umrühren. Die Pfanne vom Herd nehmen.

Die Knoblauchzehe abziehen und in die Sauce pressen. Mit Salz und Pfeffer abschmecken.

Rotbuschsaucen machen das Fleisch zart und geben dem Gericht eine frische Farbe. Rotbuschtee eignet sich auch sehr gut dazu, um Schweine- und Rindfleisch vor dem Garen ein paar Stunden darin einzulegen.

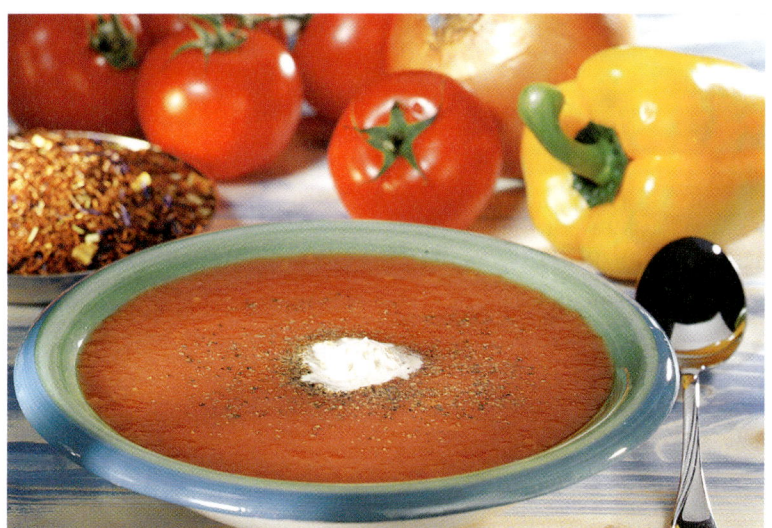

Wer für die kalte Tomatensuppe mit Rooibos tiefrote und fruchtige Strauchtomaten wählt, bekommt ein sehr aromatisches und besonders an heißen Sommertagen erfrischend-leichtes Gericht.

Süßes zum Dessert und als Brotaufstrich

Rotbusch-Kirsch-Quark (für 2 Personen)

Zutaten: 1 Tasse (200 ml) Rotbuschtee, 1 Tasse (200 ml) Sauerkirschen aus dem Glas, 300 g Magerquark, 100 g Bioghurt, Zucker nach Belieben

Zubereitung: Abgekühlten Rotbuschtee, Sauerkirschen, Bioghurt und Quark miteinander verrühren, mit Zucker abschmecken.

Rotbuschcreme (für 4 Personen)

Zutaten: 6 Eigelbe, 180 g Kristallzucker (Kastorzucker), 1 Zitrone, 1 Orange, 4 kleine Gläser (je 2 cl) Rum, 10 Blatt weiße Gelatine, 500 ml Rotbuschtee (aus 1 EL Rotbuschkraut, 3 Minuten lang ziehen lassen), 500 ml Schlagsahne

Zubereitung: Die Eigelbe mit dem Zucker schlagen, bis die Masse cremig ist. Zitrone und Orange auspressen, den Saft mit dem Rum zur Eigelbmasse geben und verrühren. Die Gelatine nach Packungsvorschrift in Wasser einweichen. Ausdrücken und in etwas heißem Wasser auflösen. Unter Rühren zu der Eimasse gießen. Den Rotbuschtee und die geschlagene Sahne darunter mischen. Kühl stellen und in Dessertgläsern servieren.

Die unten stehende Rotbuschmousse enthält natürlich recht viele Kalorien (pro Portion etwa 350 Kilokalorien). Doch durch Rotbusch und den Joghurt ist sie relativ leicht verdaulich.

Himbeercreme (für 4 Personen)

Zutaten: 300 g Himbeeren, 300 g Joghurt, 100 ml Rotbuschtee, nach Geschmack Zimt, Vanille, 100 ml Schlagsahne

Zubereitung: Die Himbeeren mit einer Gabel zerdrücken. Dabei einige Früchte zum Garnieren zurückbehalten. Joghurt und Rotbuschtee vermischen. Mit Zimt und Vanille abschmecken und mit dem Himbeermus vermischen. Die Sahne steif schlagen und unterziehen. Gut gekühlt und mit den restlichen Himbeeren garniert servieren.

Rotbusch-Joghurt-Mousse (für 6 Personen)

Zutaten: 6 Blatt weiße Gelatine, 1 Tasse (200 ml) Rotbuschtee, 4 Eigelbe, 100 g Puderzucker, 1 Orange, 40 ml Orangenlikör, 250 g Joghurt (Vollfettstufe), 3 Eiweiße, 200 ml Schlagsahne, Krokant

Zubereitung: Die Gelatine in kaltem Wasser einweichen, ausdrücken und im noch heißen Rotbuschtee auflösen, dann abkühlen lassen. Die Eigelbe mit Puderzucker schaumig rühren. Die Orange auspressen und den Saft mit dem Orangenlikör und Joghurt zur Eigelbmasse geben. Die Rotbuschgelatine unterrühren.

Eiweiß und Schlagsahne getrennt steif schlagen und unter die Rotbuschmasse heben. Die Mousse für mindestens 4 Stunden in den Kühlschrank stellen.

Zum Servieren werden mit einem Löffel die typischen Mousseeier herausgestochen und mit Krokant bestreut.

Rotbuschgelee

Zutaten: 1 l Wasser, 2 EL Rotbuschkraut, 3 cm Vanilleschote, 1 unbehandelte Zitrone, 500 g Gelierzucker extra

Zubereitung: Das Wasser kurz aufkochen, 5 Minuten lang abkühlen lassen und über den Rotbusch gießen. Die zerriebene Vanilleschote hinzufügen, 3 Minuten lang ziehen lassen, abseihen. Die Zitrone gründlich waschen, dünn abschälen, die Schale in feine Streifen schneiden. Den Tee mit der Zitronenschale und dem Gelierzucker zum Kochen bringen. 1 Minute lang sprudelnd kochen lassen, danach sofort in vorbereitete, luftdicht verschließbare Einmachgläser füllen.

Tipp Gelee aus Rotbuschtee kann auch unter Müslimischungen gerührt werden.

Backen mit Rotbusch

Pflaumenkrapfen mit Rotbusch

Zutaten: 1/2 unbehandelte Zitrone, 1/4 l Rotbuschtee (aus 1 TL Rotbusch, 2 Minuten lang ziehen lassen), 80 g Butter, 1 Messerspitze Salz, 200 g Mehl, 5 Eier, 2 kg reines Pflanzenfett, Küchenkrepp, 100 g Pflaumenmus, Puderzucker

Zubereitung: Die Zitrone heiß abwaschen und die Schale abreiben. Mit dem Rotbuschtee, Butter und Salz in einem Topf aufkochen. Das Mehl zugeben und unterrühren, bis sich die Masse vom Topfrand löst und einen Kloß bildet.

In seinem Heimatland Südafrika wird Rotbusch gerne zum Backen verwendet. Man schätzt vor allem die natürliche Farbe und das fruchtige Aroma, das er Kuchen und Kleingebäck verleiht.

Den Kloß in eine Schüssel geben und die Eier nach und nach dazumischen. Dann kleine Bällchen aus der Masse herausstechen.

Das Backfett in einem hohen schweren Topf oder in der Friteuse auf etwa 170 °C erhitzen.

Die Bällchen – am besten je 4 auf einmal – im Fett 8 Minuten lang ausbacken. Nach der Hälfte der Backzeit einmal wenden. Die Krapfen herausnehmen und auf Küchenkrepp gründlich abtropfen lassen. Pflaumenmus in einen Spritzbeutel mit kleiner Loch- oder Stechtülle füllen. Die noch heißen Krapfen damit anstechen und jeweils etwas Pflaumenmus hineinspritzen. Die Krapfen mit gesiebtem Puderzucker bestreut servieren.

Rotbuschkuchen

Zutaten: 2 TL Rotbuschkraut, 200 ml Wasser, 200 g Butter, 200 g brauner Zucker, 4 Eier, 1/2 Vanillestange, 2 TL Zimt, 300 g Dinkelmehl, 1/2 Päckchen Backpulver, 2 EL Kakao, 100 g gehackte Mandeln, 500 ml Schlagsahne

Zubereitung: Den Rotbusch mit dem kochenden Wasser übergießen und 8 Minuten lang ziehen lassen. Die Butter schaumig rühren und den Zucker unter Rühren einrieseln lassen.

Die Eier einzeln hinzugeben und gut unterrühren. Die Vanilleschote der Länge nach aufschlitzen und das Mark herauskratzen, mit dem Zimt unter die Eimasse rühren. Mehl mit Backpulver und Kakao gut vermischen und esslöffelweise unter den Teig rühren.

Den abgekühlten Rotbuschtee nach und nach dazugeben (bis zu 1/8 Liter, je nach Festigkeit des Teigs) und die Masse etwa 30 Minuten lang quellen lassen.

Vorsichtig die gehackten Mandeln unterheben und den Teig in eine gut gefettete und mit Bröseln ausgestreute Springform füllen. Bei 160 bis 180 °C im vorgeheizten Backofen auf der mittleren Schiene 60 bis 70 Minuten lang backen. Mit geschlagener Sahne servieren.

Tipp Für eine festliche Torte können Sie diesen Kuchen einmal quer in der Mitte durchschneiden und mit Rotbuschgelee (siehe Seite 93) oder Rotbuschcreme (siehe Seite 92) füllen. Garnieren Sie die Torte mit einer aufgespritzten Sahnehaube.

Dieses Grundrezept lässt sich gut abwandeln. So können Sie statt Dinkelmehl Weizenvollkorn nehmen, Rosinen oder Schokoladenstückchen anstelle der Mandeln hinzufügen oder Vanille, Zimt und Kakao durch abgeriebene Zitronen- und Orangenschale ersetzen, um das fruchtige Rotbuscharoma zu betonen.

Über den Autor

Dr. Jörg Zittlau hat Philosophie, Biologie und Sportmedizin studiert und arbeitet heute als freier Wissenschaftsjournalist mit den Schwerpunkten Alternativmedizin, Psychologie und Ernährung.

Dank

Danken möchte der Autor der Bundesvereinigung deutscher Apothekerverbände und seiner Frau Corinna Zittlau für ihre Hilfe bei der Recherche.

Bezugsquellen

Brigitte Versand, Johannesstraße 118, 73614 Schorndorf
Herbaria Kräuterparadies GmbH, Westerbergstraße 2, 83727 Schliersee, Tel.: 0 80 26/40 51
Holsteiner Tee Handel, Plöner Straße 85, 23701 Eutin, Tel./Fax: 04521/7 98 18
nur natur. Stillern-Mooseuracher GmbH. Ökologischer Landbau im Direktversand, 82549 Königsdorf

Leser- und Bestellservice

Heil- und Duftstoffe aus der Natur
Galerie fit & gesund – Der Gesundheitsladen
Mittelweg 19, 20148 Hamburg, Tel./Fax: 0 40/4 10 65 19

Literatur

Stiftung Warentest: Allergien – Das Immunsystem auf Abwegen. Stiftung Warentest. Berlin
Watzl, Bernhard/Leitzmann, Claus: Bioaktive Substanzen in Lebensmitteln. Hippokrates Verlag. Stuttgart 1995
Zittlau, Jörg/Kriegisch, Norbert: Das große Buch der gesunden Ernährung. Südwest Verlag. 2. Auflage, München 1998
Zittlau, Jörg: Gesund und schön mit Kefir. Ludwig Verlag. München 1998
Zittlau, Jörg: Grüner Tee für Gesundheit und Vitalität. Ludwig Verlag. 4. Auflage, München 1998

Hinweis

Das vorliegende Buch ist sorgfältig erarbeitet worden. Dennoch erfolgen alle Angaben ohne Gewähr. Weder Autor noch Verlag können für eventuelle Nachteile oder Schäden, die aus den im Buch gemachten praktischen Hinweisen resultieren, eine Haftung übernehmen.

Bildnachweis

Alle Bilder stammen von Christian Kargl, außer:
Bilderberg, Hamburg: 57 (Aurora); Lavendelfoto, Hamburg: 71 (Gerhard Höfer); Südwest Verlag, München: Titel/Fond (Matthias Tunger); Tony Stone, München: 34 (PT Santana), 51 (Dale Durfee), 79 (Christel Rosenfeld); verlag gesund essen, Schaafheim: 6, 8, 12, 76 (Astrid Möslinger)

Impressum

© 1998 W. Ludwig Buchverlag GmbH in der Verlagshaus Goethestraße GmbH & Co. KG, München
3. Auflage 1999

Alle Rechte vorbehalten. Nachdruck – auch auszugsweise – nur mit Genehmigung des Verlags.

Redaktion:
Dr. Marion Onodi,
Barbara Bredl

Projektleitung:
Nicola von Otto

Redaktionsleitung und medizinische Fachberatung:
Dr. med. Christiane Lentz

Bildredaktion:
Ute Schoenenburg

Produktion:
Manfred Metzger

Umschlag:
Till Eiden

Layout:
Wolfgang Lehner

DTP/Satz:
Mihriye Yücel

Druck:
Weber Offset, München

Bindung:
R. Oldenbourg, München

Printed in Germany
Gedruckt auf chlor- und säurearmem Papier

ISBN 3-7787-3691-4

Sachregister

Rezepteregister